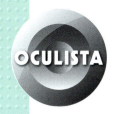

編集企画にあたって…

　眼科臨床で視機能評価する際に，小児の場合は成人以上に各種の視機能検査の結果に加えて患児の身体的・知的発達のみならず環境も含めた総合的な判断が重要となる．発達障害児においてはなおさらである．それでも，正常小児の範疇にあるのか発達障害児とすべきかの判断が極めて難しい．そして，もし後者であったとしても実際には適切に対処できる眼科医は少ない．また，日常の眼科診療において，患児が，落ち着きがない，集中力がない，年齢に相応しくない言動，その他の異常を示す場合に，これらが無視され放置されるか，あるいは一歩踏み込んで対応されるかが，患児の将来にとって重要な分岐点になる．その意味で，見逃しているかもしれない発達障害児に対する眼科医の責任は大きく，このテーマには多くの眼科医が関心を持ってほしい．

　残念なことに，眼科領域における発達障害に関する報告や参考書籍は少なく，目の前にいる患児の診断，検査法，治療や指導法について素早く解答を得ることは難しい．私もこれを専門的に診療されている眼科医や小児神経医に相談・指導してもらっている．今回の「発達障害の眼科診療」は私自身も対象とした「基礎から臨床まで」を解説した有用な書になることを企画したものである．

　「発達障害」の定義については，本症が最近(2013年)のアメリカ精神医学会が提示したDSM-5(精神障害の診断と統計のためのマニュアル第5版)では，「発達障害(developmental mental disorder)」の呼称が廃止されて，「神経発達障害(neurodevelopmental mental disorders)」として新設・再編されたこと，広汎性発達障害(PDD)の用語が廃止されて自閉症スペクトラム障害／自閉スペクトラム症(ASD)に名称が統一されたことなどに注意を要する(しかし，本稿では発達障害を用いている)．発達障害児の視機能の評価については，正常小児の視知覚の発達を熟知しておくことが判断基準となるが，発達障害を疑わせる仕草や言動の特徴を知っておくことも診療上のコツである．また，米国では15年以上も前から施行されている「読み・書き」に問題のある児童の視機能スクリーニングは極めて有用で，日本でも施行したいものである．

　実際にLD，ADHD，ASDやdyslexiaと診断されて眼科へ紹介されることが多いが，眼科サイドがどう対処するかを知っておくことが重要である．さらに，知的障害者(児)の代表であるDown症候群や脳性麻痺を伴う知的障害者(児)に対する眼科診療術(特に眼球運動異常と眼球偏位の観察が重要である)も知ってもらいたい．発達障害児の治療支援においては他領域との連携は欠かせないので，一般眼科医，学校医の立場および小児科の立場から治療の実際を解説し，さらに心理士の立場からの学習支援の経験を臨床の参考にしてほしい．本書が「発達障害の眼科診療」に役立つことを願っている．

2016年6月

田淵昭雄

KEY WORDS INDEX

和文

あ, か
アイコンタクト ● 61
医療教育連携 ● 68
学習障害 ● 34, 68
感覚過敏 ● 19
眼科学校医 ● 68
眼球運動 ● 26
眼球偏位 ● 61
眼性斜頸 ● 45
限局性学習症／限局性学習障害 ● 19
原始反射 ● 9
合理的配慮 ● 1, 68
コミュニケーション ● 61

さ
視覚 ● 9
自覚症状 ● 26
視覚認知 ● 84
視覚モジュール ● 9
視機能スクリーニング ● 26
視神経乳頭形成不全 ● 45
姿勢 ● 61
視知覚認知機能 ● 9
自閉症スペクトラム ● 34
自閉症スペクトラム症／自閉症スペクトラム障害 ● 19
自閉症スペクトラム障害 ● 1
自閉スペクトラム症 ● 75
重症心身障害児 ● 61
上斜筋異常 ● 45
触覚防衛反応 ● 19
神経発達障害 ● 1

た, な
Down症候群 ● 45
注意欠陥多動性障害 ● 34
注意欠如・多動症 ● 75
注意欠如・多動症／注意欠如・多動性障害 ● 19
中枢性視覚障害 ● 61
調節 ● 26
治療 ● 75
ディスレクシア ● 34
ディメンジョン診断 ● 1
特別支援教育 ● 34
内外視覚支援 ● 84

は, や, ら
背側皮質視覚路 ● 9
発達障害 ● 68, 75, 84
光干渉断層計 ● 45
腹側皮質視覚路 ● 9
ペアレントトレーニング ● 75
読み書き ● 84
読み困難 ● 26
両眼視機能 ● 26

欧文

A, B, C
accommodation ● 26
ADHD ● 19, 34, 75
ASD ● 19, 34, 75
attention-deficit hyperactivity disorder ● 19, 34, 75
autism spectrum disorder ● 1, 19, 75
autistic spectrum disorder (s) ● 34
binocular function ● 26
cerebral visual disturbance ● 61
communication ● 61
cooperation between the medical and education sector ● 68

D, E, F
developmental disorder ● 68, 84
developmental disorders ● 75
diagnostic and statistical manual of mental disorders. Fifth Edition ● 1
dimensional diagnosis ● 1
doral cortical visual pathway ● 9
Down syndrome ● 45
DSM-5 ● 1
dyslexia ● 34
eye contact ● 61
freezed seeing ● 61

H, I, L
hypersensitivity ● 19
internal and external visual developmental support ● 84
LD ● 19, 34
learning disabilities ● 34, 68

N, O, P
neurodevelopmental disorder ● 1
OCT ● 45
ocular wryneck ● 45
oculomotor ● 26
optic disc dysplasia ● 45
optical coherence tomography ● 45
parent training ● 75
posture ● 61
primitive reflex ● 9

R, S, T
reading and writing skills ● 84
reading difficulty ● 26
reasonable accommodation ● 1, 68
school ophthalmologists ● 68
severely multiple handicapped children ● 61
special-needs education ● 34
specific learning disorder ● 19
superior oblique muscle anomaly ● 45
symptoms ● 26
tactile defensive reaction ● 19
treatment ● 75

V
ventral cortical visual pathway ● 9
vision ● 9
vision screening ● 26
vision therapy ● 84
visual efficiency skills ● 26
visual module ● 9
visual perception ● 84
visual perception and cognition ● 9

WRITERS FILE
(50音順)

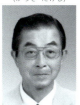

唐木　剛
(からき たけし)

1977年	名古屋大学卒業 同大学眼科入局
1981年	同大学大学院医学研究科修了 愛知県心身障害者コロニー中央病院眼科
1986〜87年	米国ジョンスホプキンス大学ウィルマー眼研究所留学
1990年	名古屋大学眼科，講師
1993年	同，助教授 愛知県心身障害者コロニー中央病院，臨床第8部長
2001年	からき眼科クリニック，院長

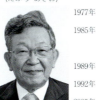

田淵　昭雄
(たぶち あきお)

1968年	神戸大学卒業
1970年	兵庫県立こども病院眼科
1977年	川崎医科大学眼科，助教授
1985年	米国ケースウエスタンリザーブ大学神経内科眼球運動神経生理学研究所留学
1989年	川崎医科大学眼科，教授
1992年	川崎医療福祉大学感覚矯正学科，教授併任
2005年	川崎医科大学，名誉教授
2013年	川崎医療福祉大学，名誉教授，特任教授
2015年	川崎医療福祉大学，客員教授

御牧　信義
(みまき のぶよし)

1978年	岡山大学卒業 同大学大学院医学研究科入学
1987年	同大学大学院修了 医学博士(甲633号)取得 倉敷成人病センター小児科，医長
1997年	同，主任部長

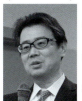

川端　秀仁
(かわばた ひでひと)

1975年	大阪大学理学部数学科卒業 東京眼鏡専門学校，講師
1987年	早稲田大学理工学部大学院応用光学修士課程修了
1993年	千葉大学医学部卒業 同大学医学部大学院博士課程
1998年	医学博士号取得 千葉県山王病院眼科，部長
2002年	かわばた眼科(千葉県新浦安)開業

富田　香
(とみた かおる)

1980年	慶應義塾大学卒業 同大学眼科入局
1982年	国立東京第二病院眼科(現 国立東京医療センター)
1983年	国立小児病院眼科(現 国立成育医療研究センター)
1986年	北里研究所病院眼科
1987年	平和眼科
2009年	杏林大学眼科，非常勤講師

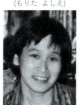

守田　好江
(もりた よしえ)

1976年	国立小児病院(現 成育医療センター)付属視能訓練学院卒業 慶應義塾大学病院眼科入職
1977年	同，主任視能訓練士
1988年	Western Michigan University, Dept of Blind Rehabilitation 卒業(M.A) 歩行訓練士・リハビリテーションティーチャー米国認定資格取得
1989年	杏林大学病院眼科，主任視能訓練士
1990年〜	視能訓練士養成校数か所にて非常勤講師
1997年〜	いちづ眼科など数か所にて非常勤
1998年〜	Gemstone Foundation (USA)

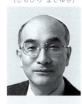

下平　雅之
(しもひら まさゆき)

1981年	東京医科歯科大学卒業 同大学小児科入局 同小児科関連病院勤務
1986〜87年	国立療養所下志津病院神経内科，医員
1987年	東京医科歯科大学小児科，医員
1989〜98年	同，助手
1998〜99年	瀬川小児神経学クリニック，医員
1999年	川口市立医療センター小児科，医長
2002年	同，副部長
2006年	同，部長 東京医科歯科大学小児科，臨床教授
2013年	川口市立医療センター小児科，診療局長
2016年	同，副院長

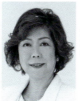

松久　充子
(まつひさ あつこ)

1981年	日本医科大学卒業 同大学付属病院眼科，研修医 浜松医科大学眼科，研修医
1983年	同，助手
1985年	国立静岡病院眼科
1988年	さくら眼科，院長

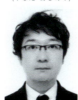

簗田　明教
(やなだ あきのり)

1998年	米国 Minneapolis Technical College 卒業
2001年	米国 University of Minnesota 卒業
2006年	東京眼鏡専門学校修了
2005年	かわばた眼科 視覚認知検査主任
2007年	視覚発達支援センター，センター長
2012年	工学院大学人間科学・福祉情報科学研究室，客員研究員

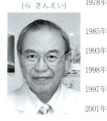

羅　錦營
(ら きんえい)

1976年	九州大学卒業
1978年	静岡県立こども病院眼科，科長(2004年まで)
1985年	帝京大学医学部，講師(2008年まで)
1993年	日本小児眼科学会理事(現職)
1998年	日本弱視斜視学会理事(2016年まで)
1997年	第22回日本小児眼科学会総会長
2001年	第57回日本弱視斜視学会総会長
2004年	ら(羅)眼科，院長
2008年	帝京大学医療技術学部，講師

発達障害者(児)の眼科診療

編集企画／川崎医療福祉大学特任教授　田淵　昭雄

神経発達障害の概説　御牧　信義		1

神経発達障害に関するDSM-5診断の主要な改訂点を知り，対応として疾患そのものの治癒が目標ではなく，生活の質の改善を目指す視点が大切であることを理解されたい．

視覚の発達について　川端　秀仁　9

視覚機能は初期感覚である固有受容覚，前庭覚，触覚などの情報と統合されながら，皮質下の無意識な反射的反応から意識的な皮質視覚へ発達する．

発達障害児の眼科診療のコツ　富田　香　19

発達障害児の特徴を踏まえた，診察室の環境設定と検査方法の選択が大切である．検査順序の提示，検査終了の明確化，押さえつけての検査はしないことなどがポイントである．

視機能評価について　守田　好江　26

読み困難と視機能不良について，日米の経験をもとに早期発見・早期支援を狙いとする視機能スクリーニングの重要性と検査方法について述べた．

LD，ADHD，ASD，dyslexia について　川端　秀仁　34

発達障害は小児科で診断されるが，眼科医としても，発達障害児の持つ特性をよく理解し視機能改善にあたる必要がある．

Monthly Book OCULISTA

編集主幹／村上 晶　高橋 浩

CONTENTS

No.40 / 2016.7 ◆目次

Down 症候群の眼科診療…………………………………………羅　　錦營　*45*

 Down 症候群の原因である 21 番染色体の過剰から多くの医学的特徴を引き起こす．眼科従事者が把握しなければならない事柄を解説し，手術治療内容と最新の OCT 検査結果も記述した．

重症心身障害者(児)の眼科診療…………………………………唐木　　剛　*61*

 中枢性視覚障害を有する重症心身障害児とアイコンタクトによるコミュニケーションをとるためのノウハウを理解していただき，関係者に広く普及させてほしい．

発達障害児の眼科診療における他領域との連携について………松久　充子　*68*

 発達障害児の早期支援は，児の生涯にとって重大なことである．このための地域医療教育連携の輪に眼科学校医が加わると早期発見と支援に大きな力となり得る．

発達障害児の治療―小児科の立場から―………………………下平　雅之　*75*

 一般病院小児科の小児神経内科外来における発達障害児への診察と対応を示す．

発達障害児の学習支援……………………………………………簗田　明教　*84*

 読み書きに苦手さを持つ児童の中には，視知覚や視覚認知の問題を併せ持つ児童が存在する．視覚認知療育の基礎課題やその療育法，発達障害児の視覚認知面の弱さについて対応を示す．

● Key words index……………………… 前付2
● Writers File………………………………前付3
● FAX 専用注文書………………………… 94
● バックナンバー 一覧………………………95
● MB OCULISTA 次号予告 ………………96

「OCULISTA」とはイタリア語で眼科医を意味します．

眼科月刊誌 OCULISTA 小児関連特集号のご案内

Monthly Book OCULISTA
各号　定価3,000円＋税
B5判　オールカラー

No.28　2015年7月号
小児眼科診療のコツと注意点
編集企画　東　範行　国立成育医療研究センター

さまざまな視点からアプローチし、さらに大人との違いも踏まえて診なければならない小児の眼診療。早期発見、早期治療により最善策をとるため本誌を有効にご活用ください。

No.25　2015年4月号
斜視診療のコツ
編集企画　佐藤　美保　浜松医科大学病院教授

早期発見と正確な診断がカギを握ることが多い斜視について、眼科医に役立つ最新情報を解説。さまざまな原因から起きる斜視の臨床の実際が分かる一冊です。

No.24　2015年3月号
眼科アレルギー診療
編集企画　福島　敦樹　高知大学教授

眼科アレルギー疾患について臨床ですぐに役立つよう、疾患分類、具体的な治療法を、最新データを用いて実際的に解説。より精度の高い診断と治療に向けてご活用ください。

No.23　2015年2月号
ポイント解説　眼鏡処方の実際
編集企画　長谷部　聡　川崎医科大学教授

屈折矯正の基本である眼鏡処方について、一味も二味も異なる矯正法を提供できる、実践的な解説をコンパクトにまとめました。さっと開いてぜひ日常診療にご活用ください。

No.21　2014年12月号
屈折矯正 newest ―保存療法と手術の比較―
編集企画　根岸　一乃　慶應義塾大学准教授

眼鏡、コンタクトレンズから手術まで手段が広がり、かつそれぞれもより高度な技術が臨床に生かされるなか、何を目の前の患者に提供できるか、分かりやすく解説されています。

No.19　2014年10月号
眼科外来標準検査　実践マニュアル
編集企画　白木　邦彦　大阪市立大学教授

眼科検査を有効的に行い、その結果をフル活用するためのポイントを紹介。小児不同視弱視、学童期の色覚検査についても分かりやすく解説されています。

全日本病院出版会　〒113-0033　東京都文京区本郷3-16-4　Tel:03-5689-5989
http://www.zenniti.com　Fax:03-5689-8030

お求めはお近くの書店または弊社ホームページまで！

特集／発達障害者(児)の眼科診療

神経発達障害の概説

御牧信義*

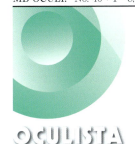

Key Words: 神経発達障害 (neurodevelopmental disorder), 自閉症スペクトラム障害 (autism spectrum disorder), DSM-5 (diagnostic and statistical manual of mental disorders. Fifth Edition), ディメンジョン診断 (dimensional diagnosis), 合理的配慮 (reasonable accommodation)

Abstract: 神経発達障害に関し, 2013年に発表された診断基準 DSM-5 での主要改訂点(「神経発達障害」の新設, 多元的(ディメンジョン)診断へのシフト, 国際生活機能分類に基づく重症度概念の導入, 疾患名併記) を示した. 臨床的に一般外来で対応することの多い知的能力障害群, 自閉スペクトラム症／自閉症スペクトラム障害, 注意欠如・多動症／注意欠如・多動性障害, 限局性学習症／限局性学習障害の診断の要点について述べた.

　神経発達障害児は10%とも言われ, 子どもを診療する医師は, その専門科を問わず, 発達障害を念頭において診察することが求められる時代になった.

　神経発達障害の支援・連携を考える場合, 疾患そのものの治癒が目標ではなく, 生活の質の改善を目指す視点が大切であることを心に刻み込み, それぞれの立場で提供可能な合理的配慮を考えておくことが求められている.

はじめに

　発達障害とは, 発達障害者支援法(平成16年12月10日)で「自閉症, アスペルガー症候群その他の広汎性発達障害, 学習障害, 注意欠陥多動性障害その他これに類する脳機能の障害であって, その症状が通常低年齢において発現するもの」とされる.

　2005年, 鯨岡峻[1]は発達障害の概念として「一人の人間の時間軸に沿った成長・変容の過程において, 身・知・こころの面に通常とは異なる何らかの負の様相が現れ, しかもそれが一過性に消褪せずに, その後の成長・変容になんらかの影響を持続的に及ぼすこと」とした. 近年, 個人の特性のみにとどまらず, 「発達過程で顕在化する生活しにくさ」といった環境との相互作用の中で発達障害を捉える考え方もある.

2つの診断基準

　米国における精神科診断の医学的診断基準は2つある. 1つは WHO が作成した国際疾病分類(International Classification of Diseases: ICD)(疾病及び関連保健問題の国際統計分類)で, 他の1つはアメリカ精神医学会が提示した Diagnostic and Statistical Manual of Mental Disorders: DSM (精神障害の診断と統計のためのマニュアル)である. ICD は現在10版であるが, 11版が2018年11月に発行される予定である. DSM-5 は2013年5月18日に発表された[2].

---

* Nobuyoshi MIMAKI, 〒710-8522　倉敷市白楽町250　倉敷成人病センター小児科, 主任部長

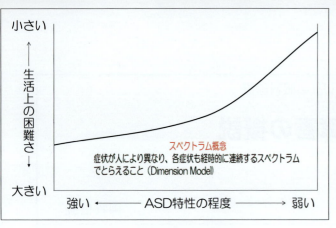

図 1
自閉症スペクトラム障害(Autism Spectrum Disorder：ASD)の2つの側面とスペクトラム概念
ASDは疾患特性の強さと生活上の困難さの両面からとらえる必要がある．ASDの症状重症度，経時的変化は，正常，異常の区別がない，連続するスペクトラムを形成するため，ディメンジョンモデルの好例とされる．

DSM-5改訂の主要事項

1．「発達障害」から「神経発達障害」へ[注1]

まずDSM-ⅣからDMS-5への主要な改訂点について述べる．

これまで頻用されてきた「発達障害(developmental disorder)」の呼称は廃止された．DSM-Ⅳで「通常，幼児期，小児期，または青年期に初めて診断される障害」とされた疾患はその特性に基づいて生涯を視野に入れて「神経発達障害(neurodevelopmental disorders)」として再編された．

2．多軸(カテゴリー)診断から多元的(ディメンジョン)診断[注2]

カテゴリー診断では病因に囚われず，第Ⅰ～Ⅴ軸のそれぞれの側面に着目し，症状を陽性/陰性の観点で評価し，経過を加味して総合的診断を行う．しかしカテゴリー診断がDSM-Ⅲに採用されて以来，診断基準に必ずしも合致しない非定型例や生活上の支障度を反映しにくいなど，その限界を指摘する向きもあった．

一方，DSM-5で導入されたディメンジョン診断では，これまで異なる区分と考えられてきた精神疾患の間に明確な境界線は存在せず，両者は緩やかに移行している．つまり疾患の背景に多元的な連続体，つまりスペクトラムが存在すると想定し(図1)，診断に至る．

3．重症度概念の導入

重症度が新たに導入された自閉症スペクトラム障害(Autism Spectrum Disorder：ASD)，注意欠如・多動性障害(Attention-Deficit Hyperactivity Disorder：ADHD)，限局性学習症(Specific Learving Disorder：SLD)では重症度を生活上の適応レベルで判定する．能力・機能障害評価は従来の機能の全体的評定(Global Assessment of Functioning：GAF)に代わり，国際生活機能分類(International Classification of Functioning：ICF)

注1:「障害 disability」と「症 disorder」
　米国では連邦法規(公法111-266　ローザ法)で精神遅滞を知的能力障害 intellectual disability に置き換え，学術誌も知的能力障害という語を使用しており，知的能力障害は医学，教育，その他の専門職，または一般市民や支援団体により広く使用されている用語とされているが，障害 disability は「不可逆な状態」と捉えられることもあり，症 disorder を併記することが可能である．
　例：知的能力障害 intellectual　disability(知的発達症／知的発達障害 intellectual developmental disorder)

注2：スペクトラム概念とカテゴリー診断(多軸診断)／ディメンジョン診断(多元的診断)
　スペクトラム概念：症状重症度，経時的変化は，正常，異常などの明確な境界線がない，連続するスペクトラムを形成しているとする考え方．
　カテゴリー診断(多軸診断)：いくつかの中心症状を取り上げ，陽性か陰性かという判定を行う診断である．
　ディメンジョン診断(多元的診断)：スペクトラム概念を取り入れ，疾患と疾患の間に明確な境界線は存在せず，両者は緩やかに移行している．疾患の背景に多元的な連続体，つまり重症から軽症，さらに正常までをスペクトラム(連続体)と想定する診断であり，症状の軽重判断には重症度基準を用いる．
　ディメンジョン診断は人格障害と発達障害以外の精神疾患においては必ずしもスペクトラム概念を適合しにくい場合もあるため，DSM-5改訂では，これまでのカテゴリー診断の枠組みを大きく変えずに，ディメンジョン診断を一部組み入れたことが特徴の1つであり，今回の改訂によりカテゴリー診断からディメンジョン診断へのシフトが明確となった．

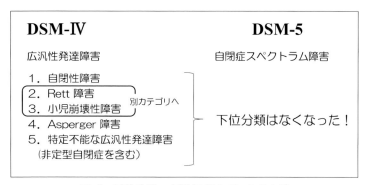

図 2 下位分類の変遷（DSM-Ⅳ→DSM-5）

DSM-5 の神経発達障害での主要な改訂は以下のとおりである．
1．広汎性発達障害から自閉症スペクトラム障害に変更された．
2．下位分類がなくなった．

に基づく WHO Disability Accessment Schedule（WHODAS）を用いる．

4．下位分類の廃止

DSM-Ⅳでは Pervasive Developmental Disorder：PDD に分類されていた Rett 症候群の責任遺伝子が MECP2 遺伝子と特定されるなど病因に関する研究が進んだことなどを受け，広汎性発達障害 PDD の用語が廃止され，自閉症スペクトラム障害／自閉スペクトラム症 ASD（autism spectrum disorders）に名称が統一された（図 2）．

5．ADHD を発達障害群の疾患として認識

実は日本では平成 16 年の発達障害者支援法ですでに ADHD を発達障害の範疇の疾病と捉えていたが，DSM-5 になり，ADHD が神経発達障害に初めて含まれた．

6．ASD，ADHD の診断名併記

DSM-Ⅳでは PDD と ADHD が併存する場合，PDD と診断していたが，DSM-5 では ASD と ADHD の併存診断が可能となり，併存例に対する薬物治療の選択の幅が広がった．

各 論

DSM-5 では第 1 章に発達期に発症する一群の疾患として神経発達症／神経発達障害群 neurodevelopmental disorders が取り上げられた．そしてさらに以下に示す 1)～8)に分類され，その分類の下に（ ）で示す下位分類が示された．

1）知的能力障害群　intellectual disabilities
（1）知的能力障害（知的発達症／知的発達障害 intellectual developmental disorder）
（2）全般性発達遅延
（3）特定不能の知的障害（特定不能の知的発達症／特定不能の知的発達障害

2）コミュニケーション症群／コミュニケーション障害群　communication disorders
（1）言語症／言語障害
（2）語音症／語音障害
（3）小児期発症流暢症（吃音）／小児期発症流暢障害（吃音）
（4）社会性（語用論的）コミュニケーション症／社会性（語用論的）コミュニケーション障害　Social Communication Disorder：SCD
（5）特定不能のコミュニケーション症／特定不能のコミュニケーション障害

3）自閉スペクトラム症／自閉症スペクトラム障害　autism spectrum disorder：ASD
（1）自閉スペクトラム症／自閉症スペクトラム障害

4）注意欠如・多動症／注意欠如・多動性障害　attention-deficit hyperactivity disorder：ADHD
（1）注意欠如・多動症／注意欠如・多動性障害
・混合して存在
・不注意優勢に存在
・多動・衝動優勢に存在
（2）他の特定される注意欠如・多動症／特定される注意欠如・多動性障害
（3）特定不能の注意欠如・多動症／特定不能の

注意欠如・多動性障害
5）限局性学習症／限局性学習障害　specific learning disorder：SLD
　（1）限局性学習症／限局性学習障害
　　・読みの障害を伴う
　　・書き表出の障害を伴う
　　・算数の障害を伴う
6）運動症群／運動障害群　motor disorders
　（1）発達性協調運動症／発達性協調運動障害　Developmental Cordination Disorder：DCD
　（2）常同運動症／常同運動障害
7）チック症群／チック障害群　tic disorders
　　・トゥレット障害
　　・持続性(慢性)運動または音声チック障害
　　・暫定的チック症／暫定的チック障害
　　・他の特定されるチック症／他の特定されるチック障害
　　・特定不能のチック症／特定不能のチック障害
8）他の神経発達症群／他の神経発達障害群　other neurodevelopmental disorders
　（1）他の特定される神経発達症／他の特定される神経発達障害
　（2）特定不能の神経発達症／特定不能の神経発達障害

　以上に示す下位分類のうち，臨床的には，一般外来で対応することの多い知的能力障害群，自閉スペクトラム症／自閉症スペクトラム障害，注意欠如・多動症／注意欠如・多動性障害，限局性学習症／限局性学習障害について述べる．

知的能力障害群　intellectual disabilities

1）知的能力障害(知的発達症／知的発達障害)　intellectual disability (intellectual developmental disorder：IDD)
　発達期に発症し，概念的，社会的および実用的な領域における知的機能と適応機能両面の欠陥を含むグループである．

（1）診断基準
基準 A．知的機能の判定
　臨床的評価および個別化，標準化された知能検査によって確かめられる，論理的思考，問題解決，計画，抽象的思考，判断，学校での学習および経験からの学習など，知的機能の欠陥．
　知能検査を用いることを否定していないが，平均から 2 標準偏差のずれの目安である IQ 70±5 を単純に正常／異常の境界線にしてはならないとされる．生活場面における臨床的困難度を重視し判定される．
基準 B．適応機能の判定
　個人の自立や社会的責任において発達的および社会文化的な水準を満たすことができなくなるという適応機能の欠陥．継続的な支援がなければ，適応上の欠陥は，家庭，学校，職場および地域社会といった多岐にわたる環境において，コミュニケーション，社会参加および自立した生活といった複数の日常生活活動における機能を限定する．
　能力障害評価は従来の GAF に代わり，WHO Disability Accessment Schedule(WHODAS)を用いる．
　『相対的な知的能力の高低』よりも『実際的な生活適応能力の高低』が重視される．
基準 C．出現時期での判定
　知的および適応の欠陥は，発達期の間に発症する．
　以上，基準 A，B，C のすべてを満たす場合，知的能力障害と診断する．

自閉スペクトラム症／自閉症スペクトラム障害　autism spectrum disorder：ASD

　複数の状況で社会的コミュニケーションおよび対人的相互反応における持続的欠陥があり，かつ行動，興味，および活動の限局された反復様式・行動を伴うグループである．
1）DSM-Ⅳで規定されていた広汎性発達障害とその下位分類(Asperger 障害，広汎性発達障害，小児自閉症，Rett 症候群，小児崩壊性障

表 1 自閉症スペクトラム障害の診断基準(DSM-5)

DSM-IVの広汎性発達障害の3大領域のうち,対人相互反応の質的障害とコミュニケーションの質的障害は,DSM-5においてA項目にまとめられた.A項目は1~3のすべて,B項目は1~4のうち,2つ以上の項目が該当することがASD診断に必要である.

```
A項目  持続する対人的コミュニケーションおよび対人的相互交流の障害
  1. 社会-情緒的相互性の障害
  2. 社会的相互作用に使われる非言語的コミュニケーション行動の障害
  3. 関係性の発達・維持・理解の障害
       1,2,3のすべてを満たす必要がある
B項目  行動,興味および活動の限局された反復的な様式
  1. 型にはまった,もしくは反復的な動作,あるいは物の使用
  2. 同一性へのこだわり,決まったやり方への柔軟性を欠いた固執,儀式化した言語的・非言語的行動パターン
  3. 強度や焦点が異常なかなり限定された固定的関心
  4. 感覚刺激への過剰反応もしくは鈍感さ
       1,2,3,4のうち,2つ以上を満たす必要がある
C項目  症状は発達初期に存在している
D項目  症状は社会的,職業的,あるいは他の重要な領域において臨床的に重要な障害を引き起こす
E項目  これらの症状は知的能力障害または全般的発達遅延ではうまく説明されない
```

表 2 自閉症スペクトラム障害:A項目の詳細

A項目は,さまざまな状況において持続する対人的コミュニケーションおよび対人的相互交流の障害で,全般的な発達の遅れでは説明できず,以下の3項目すべてによって示される.

```
1. 社会-情緒的相互性の障害
    その範囲は,興味,情緒,感情,反応を他者と共有することの減少によって生じる正常でない対人的接近や正
    常な会話のやりとりの失敗から,対人的相互交流を開始することの完全な欠如にまで及ぶ
2. 社会的相互作用に使われる非言語的コミュニケーション行動の障害
    その範囲は,アイ・コンタクトやボディ・ランゲージの異常,あるいは非言語的コミュニケーションの理解や
    使用の障害によって生じる統合の不十分な言語的および非言語的コミュニケーションから,表情や身振りの完
    全な欠如にまで及ぶ
3. 発達水準に相応した,仲間関係を築くことと維持することの障害(養育者との関係以外で)
    その範囲は,ごっこ遊びの共有や友人をつくることが難しいことから生じるさまざまな社会的状況で適切にふ
    るまうために行動を調整することの困難から,人への関心の明らかな欠如にまで及ぶ
```

害)を削除し,自閉症スペクトラム障害ASD(autism spectrum disorder)を新設した.

2)診断基準(表1)

A. 持続する対人的コミュニケーションおよび対人的相互交流の障害(詳細は表2)

対人-情緒的な相互性の障害,非言語的コミュニケーションの障害,発達水準に相応した仲間関係を築くことの障害の以下の1,2,3すべてを併せ持つこと.

1. 社会-情緒的相互性の障害
2. 社会的相互作用に使われる非言語的コミュニケーション行動の障害
3. 関係性の発達・維持・理解の障害

B. 行動,興味,および活動の限局された反復的な様式(詳細は表3)

情動的または反復的な身体の運動と物の使用,儀式的行動様式,限局され執着する興味,感覚刺激に対する過敏または鈍感さの4項目のうち2項目以上を満たすこと.

1. 型にはまった,もしくは反復的な動作,あるいは物の使用
2. 同一性へのこだわり,決まったやり方への柔軟性を欠いた固執,儀式化した言語的・非言語的行動パターン
3. 強度や焦点が異常なかなり限定された固定的関心
4. 感覚刺激への過剰反応もしくは鈍感さ

C. 症状は発達初期に存在している

D. 症状は社会的,職業的,あるいは他の重要な領域において臨床的に重要な障害を引き起こす.

表3 自閉症スペクトラム障害：B項目の詳細

B項目は，行動，興味および活動の限局された反復的な様式で，以下の2つ以上によって示される．

1. 情動的あるいは反復的な言語，運動，あるいは物の使用
   例えば，単純な常同運動，エコラリア，物の反復的な使用，あるいはその人独自の言いまわし
2. 習慣や言語あるいは非言語的行動の儀式的パターンへの過度のこだわり，あるいは変化に対する過度の抵抗
   例えば，儀式的動作，同じ道順や食べ物への要求，反復的な質問，あるいは些細な変化に対する極度の苦痛
3. 強度あるいは対象において異常なほどの限局的で固着した興味
   例えば，普通ではない物への強い執着や没頭，極めて限局的あるいは固執的な興味
4. 感覚情報に対する反応性亢進あるいは反応性低下，あるいは環境の感覚的側面に対する異常なほどの興味
   例えば，痛み／熱さ／冷たさに対する明らかな無反応，特定の音や感触に対する拒絶反応，過度に物の匂いを嗅いだり，触ったりすること，光や回転する物体に対する没我的興味

E．これらの症状は知的能力障害または全般的発達遅延ではうまく説明されない．

以上，基準A〜Eの項目を満たす場合，自閉症スペクトラム障害ASDと診断する．

3）重症度基準の新設

自覚の有無に関係なく生活上の困難度が重症度判断のポイントであり，以下の3つに分類される．

　重　度：非常に十分な支援を要する
　中等度：十分な支援を要する
　軽　度：支援を要する

なお重症度区分の記述はサービスを受ける資格やその提供を決定するために用いるべきではなく，個人の状態水準に応じた対応の優先事項と目標の観点で作成される．

4）DSM-IVにおける広汎性発達障害（PDD）とDSM-5の自閉症スペクトラム障害（ASD）の診断名移行について，DSM-IVで自閉性障害，Asperger障害，分類不能の広汎性発達障害（Pervasive Developmental Disorder-Not Otherwise Specified：PDD-NOS）の診断が十分に確定している場合，ASDの診断を下すことが可能である．

注意欠如・多動症／注意欠如・多動性障害
attention-deficit hyperactivity disorder（ADHD）

不注意，多動・衝動性という中核症状によって特徴づけられ，心理・社会的な環境要因と器質的要因が相互に関連して症状が顕在化するグループである．

1）診断基準

以下のA〜Eの項目を満たす場合，診断する．

A．不注意の症状9項目かつ，多動性・衝動性の症状9項目のうち各々6項目以上が6か月以上持続する．なお17歳以上では5項目以上の症状を基準とする．

B．不注意の症状または多動性・衝動性の症状が12歳未満で存在していた．

C．不注意の症状または多動性・衝動性の症状が2つ以上の状況で存在した．

D．これらの症状が社会的，学業的，職業的機能・質を低下させている．

E．他の精神疾患（ASDは除外）では説明されない．

2）重症度分類が導入された

軽度，中等度，重度の3つに分けられる．

3）発症年齢が7歳以前→12歳以前に引き上げられた．

4）成人ADHD

ADHDは1987年，DSM-Ⅲ-Rに初めて記載されたが，小児期特有の病態で，成人期にはほとんどみられないと考えられてきた．

小児期には，うっかり屋さんでぼんやり屋さん，細かいことが苦手で落ち着きがなくておっちょこちょい．つまり習慣的な行動や注意の向け方を抑制することが難しい子というイメージである．成人の場合，資料の整理が難しい，時間管理が下手，締切が守れない，自分の発言の順番が待てないなどの行動が目立つ．小児期には，"やんちゃだが元気な子"で通っていても，成人では社会生活に求められる規範が厳しくなるため不適応を呈することもあり，成人期に入ってから発症するなど，成人ADHDの診断例増加により，近年，大人の精神医療の場で取り扱われることが増えてきた．今

回の DSM-5 改訂で成人期に ADHD を診断するという視点は特筆すべきである.

5）ADHD 治療薬

我が国では保健適応を取得している ADHD 治療薬としてアトモキセチンとメチルフェニデート徐放剤が ADHD 治療に大きな効果を上げている.

6）ADHD と ASD の併存診断可能

Yoshida ら[3]は PDD の 67.9％に ADHD 症状を認めたとした. 近年, ASD のうち, 28.2％に ADHD 診断基準を満たしたとする疫学調査[4]もある. DSM-5 で併存診断が可能となったため, 薬剤による治療選択の幅が広がった.

限局性学習症／限局性学習障害
specific learning disorder：SLD

学習および学習したスキルを用いることに著明な困難を持ち, そのために学業や仕事, 日常生活への支障が持続するグループである.

1）診断基準
　A．学習や学業的技能の使用に困難があり, 介入されていても　読字, 意味を理解することの困難さ, 綴り字の困難さ, 書字表出の困難さ, 数の操作, 数学的推論のうち, 1症状以上が存在し, 少なくとも6か月間持続している.
　B．暦年齢に比し学業的技能は明らかに低く, 学業または職業遂行能力, または日常生活活動に障害を引き起こす.
　C．学習困難は学齢期に始まる. 欠陥のある学業的技能に対する要求がない場合は障害が明らかにならないこともある.
　D．学習困難は他の疾患や不適切対応で説明できない.
　上記, 基準 A, B, C, D により, 診断する. さらに,
2）全般的知能（IQ≧70）を確認しておく.
3）その障害の程度を軽度, 中等度, 重度と判定する.

4）細分類
　（1）読字の不全を伴う（with impairment in reading）
　単語の読字の正確さ, 読字の速さや流暢さ, 読んだものの理解のいずれかが著しく困難なもの.
　（2）書字表出の不全を伴う（with impairment in written expression）
　綴りの正確さ, 文法や句読点の正確さ, 文章の明瞭さや構成のいずれか著しく困難なもの. 読み書きの症状チェック表, LDI-R（learning disabilities inventory-revised）でチェックする.
　なお, 15 番染色体は書字困難に関連する[5]と言われている.
　また早産（28 週以前）, 超未熟児（1000 g 以下）は書字障害のハイリスクと言われている.
　（3）算数の障害を伴う（with impairment in mathematics）
　数感覚（数・量の大小についての感覚）, 数学的事実（1 桁同士の加減乗除）の記憶, 計算の正確さまたは流暢性, 数学的推理が著しく困難なもの

5）重症度を3段階（軽度, 中等度, 重度）で判定する.
6）学習不振の確認を行う.

学習不振の目安について文科省は学習の著しい遅れとして,「小学校2, 3年生の場合, 1学年以上の遅れ」「小学校4年生以上では二学年以上の遅れ」としている[6].

7）他の神経発達障害の併存のチェックを行う.

脆弱 X 症候群, ダウン症候群, てんかん, ADHD, 双極性障害, 発達性協調運動障害などの合併はよく知られている.

8）限局性学習症児にとって, 学校生活で極めて深刻な心理的ダメージを受け, 自尊感情の低下をきたしうる. 学校教育の中で「単なる怠け」として見逃されることもある. また, 症状を把握していても対応が不十分な例も少なくない. そのような状態が続くと本人は「どうせ自分は何をやってもダメだ」と思うようになり, 自己肯定感が低下する. さらに, からかい, いじめ,

不登校，引きこもりといった二次障害も起こりうるので，家族との密な連絡体制の確立を含めた十分な教育的支援と配慮が求められる．

まとめ

発達障害の診断・対応は，診断名と診断根拠が必ずしも1対1対応でない，また援助策も一様でないことも多く，個別の状況を勘案しなければならない．小学校への新入学児童のうち個別対応が必要と推定される児童が約10％とされる現在，子どもを診療する医師は，その専門科を問わず，発達障害を念頭において診察し，しかるべき機関へつなぐことが求められる時代になっている．その後の診断・評価のプロセス全般を総合的に行うことは，発達障害を専門とする小児神経科医および児童精神科医の仕事である．神経発達障害群に属する疾患の罹患率は，知的能力障害1％，自閉症スペクトラム障害2％，注意欠如／多動性障害3〜5％，学習障害5％とも言われ，合計すると子どもの10％程度に発達障害がみられる．この数字は2012年，文科省が発表した通常学級に在籍児のうち教師が発達障害と考える児童が6.5％であり，特別支援学級，特支援学校などで特別支援教育を受けている児童生徒約2.9％との合計は9.4％となり，前述の数字とほぼ合致する．

このように神経発達障害の罹患率が高いことは，保健・教育・福祉など社会の仕組みに大きな負担がかかることを意味している．さらに神経発達障害は，誕生〜老年期までの人生全体という長い時間軸で捉えなければならない課題である．そして年代毎に異なる支援を提供する柔軟な姿勢も求められるが，医療機関だけで提供できる支援は限られており，医療内外の機関を含めた多機関間連携が必要とされている．神経発達障害児・者に対する診断に本人の特性に加え，環境要因に起因する支障の程度が新設されたことは大きな進歩である．神経発達障害に対する支援・連携を提供する場合，疾患そのものの治癒が目標ではなく，生活の質の改善を目指す視点が大切であることを心に刻み込み，それぞれの立場で提供可能な合理的配慮を考えておくことが求められている．

文献

1) 鯨岡　峻：発達障碍の概念とその支援のあり方を考える．教育と医学，**630**：4-12，2005.
2) American Psychiatric Association：Diagnostic and statistical manual of mental disorders. Fifth Edition：DSM-5. Washington, D. C, American Psychiatric Association, 2013.
   Summary 米国のみならず国内でも精神疾患診断のバイブルである．日本語版が医学書院から発行されており，座右の書としたい．
3) Yoshida Y, Uchiyama T：The clinical necessity for assessing attention deficit/hyperactivity disorder（AD/HD）symptoms in children with high-functioning pervasive develpomental disorder（PDD）. Eur Child Adlesc Psychiatry, **13**：307-314, 2004.
4) Simonoff E, Pickles A, Charman T, et al：Psychiatric disorders in children with autism spectrum disorders：Prevalence, comorbidity, and associated factors in a population-derived sample. Am Acad Child Adolesc Psychiatry, **47**：921-929, 2008.
5) Schulte-Koerne G：Annotation：Genetics of reading and spelling disorder. J Child Psychol Psychiatry, **42**(8)：985-997, 2001.
   Summary 限局性学習障害のうち書字障害に関する染色体異常を提示しており，神経発達障害の社会的広がりを考えるうえで有益な論文である．
6) 文部科学省：学習障害児に対する指導について（報告）．http://www.mext.go.jp/a_menu/shotou/tokubetu/material/002.htm
   Summary 努力不足の学力不振と誤解されやすく，自己肯定感の低下が懸念される限局性学習障害対応のガイドライン的位置付けの報告であり，一読の価値がある．

特集/発達障害者(児)の眼科診療

視覚の発達について

川端秀仁*

Key Words : 視覚(vision),視知覚認知機能(visual perception and cognition),腹側皮質視覚路(ventral cortical visual path way),背側皮質視覚路(doral cortical visual path way),視覚モジュール(visual module),原始反射(primitive reflex)

Abstract：外界情報の 80％以上を扱うとされる視覚機能は,外界の情報を取り入れる入力系(視力,屈折,調節機能,眼球運動,両眼視機能などいわゆる眼科で評価される機能),入力された情報を処理する視覚情報処理系(形態,空間位置関係,動きなどを認識する機能),視覚情報を運動機能(読み,書き,目と手の協応など)へ伝える出力系から成る.視知覚認知機能は単独で発達するわけではなく初期感覚である固有受容覚,前庭覚,触覚などの情報と統合されながら発達する.

生後,視覚機能は皮質下の無意識な反射的反応から始まり,外側膝状体経路の発達とともに視力,眼球運動,調節,色覚,視野,両眼視機能が発達し運動機能の発達も相まって近接空間ついで遠方の空間においてさまざまな形態や空間に関する認識ができるようになる.1 歳くらいで視覚機能は大まかに完成し,8 歳くらいではほぼ成人レベルになる.

視覚機能について

1.さまざまな視覚機能

人は日々,自らを取り巻く外界から感覚器を通じて情報を取り入れ,中枢の感覚野および統合野でその情報を整理,理解した後,必要に応じ運動野に情報を伝え自らの行動をとっている.

外界情報の 80％以上を扱うとされる視覚機能は,外界の情報を取り入れる入力系(視力,屈折,調節機能,眼球運動,両眼視機能などいわゆる眼科で評価される機能：以下,視機能),入力された情報を処理する視覚情報処理系(＝狭義の視知覚認知：形態,空間位置関係,動きなどを認識する機能：以下,視知覚認知機能),視覚情報を運動機能(読み,書き,目と手の協応など)へ伝える出力系から成る.例えば,板書が上手に写せない児を指導する場合,そもそも黒板も文字が適切に見えていないのか,文字の理解が弱いのか,手先が不器用なのか確認する必要がある.また,読み書き障害の児童の主たる原因は文字の視覚情報を音韻変換する機能の弱さが問題であるとされている.このように視知覚認知機能には他の諸感覚機能が関係していて互いに連携して情報を処理している.

2.視覚情報の流れ

図 1 に示すように視覚システムには,2 つのチャネルがあることが知られている.

1 つは,眼球網膜神経節細胞から始まり,外側膝状体(P-cell と接続),視放線,後頭葉の第一視覚野(V1・有線皮質)を経て V2,V4 を通過し下側頭皮質へと向かう腹側皮質視覚路(What の経路)で,事物固有の形態や色などの視覚的な特徴を認

---

* Hidehito KAWABATA,〒279-0012 浦安市入船 4-1-1-3 階 かわばた眼科,院長

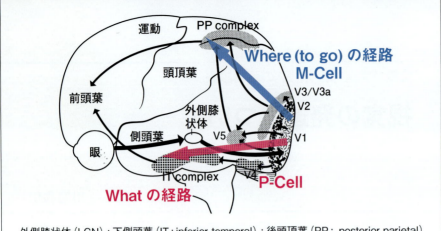

図 1.
視覚情報の流れ

識し意識的知覚が生じる.

もう1つは網膜神経節細胞から始まり,外側膝状体(M-Cell と接続),視放線,後頭葉の第一視覚野(V1・有線皮質)を経て,V2,背内側野,V5(MT野)を通過し後頭頂皮質へと向かい,視対象の動きや時空間位置を把握する背側皮質視覚路(where の経路)で,事物の視覚的制御に必要な大きさや視空間での位置や動きの方向などの外因的特徴を認識し,その視覚的制御が行われている.これら2つの経路は互いに連携しており独立分離しているわけではない[1].

第一次視覚野を含む視覚領野で,視覚像の輪郭を形成する線分の傾きや色などの要素が細かく分析される. 次に対象によって各々の専門領域が存在し,そこで対象の特徴が分析され知覚される.例えば,顔の分析は右大脳半球の紡錘状回と下側頭回で主に行われ,風景の分析は両半球の海馬傍回から後頭-側頭境界領域にかけての領域で主に行われる. この部分は感情を左右する扁桃体に隣接しており顔の分析結果は直ちに感情に反映される(平穏,安心,不安,快,不快,恐怖などのいずれかの心理状態). 自閉症では顔の認知を扁桃体から離れて位置する下側頭回で行うという報告もある. これは自閉症児では人の感情把握が難しいことを裏付ける証拠とも考えられる.

ものの認知はカテゴリーごとに異なる脳部位で処理されており,文字の分析に関与する脳の領域なども知られている. 背側および腹側経路からの情報は前頭葉で統合され,視野全体の中で今注目するものがどの位置にあり,いかなる形態をしているかを認知し,自らの意思に沿った合目的的な運動を遂行する. 発達障害児・者では,M-Cell系障害を伴うとする報告が多い[1)2)].

視覚機能の発達

1. はじめに

視知覚認知機能は単独で発達するわけではない. 外界からの情報を理解する座標軸が安定する必要があるが,それには姿勢の安定が前提となる.姿勢の安定には初期感覚である固有受容覚,前庭覚,触覚が重要である. 固有神経覚(深部覚)は,手足,身体の位置,動きや力の状態を,触覚(表在覚)は,身体の境界,接触する事物の境界情報を,前庭神経覚(平衡覚)は,身体の姿勢,運動方向,受けている加速度の状態を把握している. 視覚情報はこれら初期感覚の情報と統合されながら発達する.

また,視覚機能というと視力だけを連想するが,いわゆる視力が成立するためにさまざまな視覚機能の発達が前提となる.

視覚は,まず皮質下の無意識の反応から始まり,解剖学的・生理学的成熟とともに中心窩/外側膝状体/後頭葉視覚野を利用する意識的なものとなる[3)4)].

2. 新生児の視覚

赤ちゃんの脳は,妊娠36週頃には大人とほぼ

同じ構造になる．しかし，脳の機能はまだ未熟で，新生児期は外界からの情報をうまく処理できない．ただし視覚を除く，嗅覚，聴覚，味覚，皮膚感覚などはより高い機能となっているようである．生まれたばかりの新生児の眼球は成人と同じ基本構造を持ち，屈折は弱い遠視を中心にバラついている[5]．胎内では鮮明な情報の入力がなかったため視機能は未発達である．視力は，選好注視法(preferencial looking method：以下，PL 法)を用いた研究で 0.015～0.05 と報告されている．対光反射や瞬目反応はあるが色覚はない[6]．新生児も上丘など皮質下の働きで，無意識に視覚世界の突然の変化に対して頭や目をその方向に向ける．狭い範囲での追視は可能だが長く見続けることはできない．また，両眼共同運動はなく左右眼の視線を揃えて動かすことはできない．

母親の顔の認知は，生後 4 日で可能と報告されている[7]．しかし新生児の顔の認知は，意図して『実際の人の顔』に対して行っているわけでなく，生得的に顔のような構造をもつ物体に注意を促進する『コンスペック(conspec)』と呼ばれる追視反応をしているようである．コンスペックには意思や欲求などの精神機能は介在せず，『目・鼻・口の位置関係がわかるパターン』に対して上丘でコントロールされる皮質下のメカニズムで機械的・反射的に反応しているだけと考えられている．生後 2 か月を過ぎると実際の顔を見る経験を通して発達する皮質メカニズムである CONLERN と呼ばれる知覚機能が発達し，個々の顔の違いがわかるようになる[8]．

運動機能と姿勢には把握反射がみられ，固有受容覚や触覚に誘導される．

3．生後 1～2 か月頃の視覚

生後 1 か月前後の視力は 0.015～0.067(PL 法)と報告されている．この頃から，相対的大きさ，形，色，パターン，奥行き，運動など視覚刺激の独立した特性に対し選択的反応する皮質ニューロンの集団(モジュール)が発達してくる．皮質下の反射的反応であるが，頭部の回旋と固視が短時間

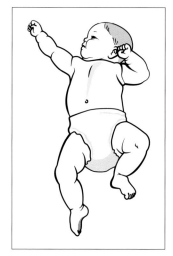

図 2． ATNR Reflex-baby (normal)

であるが可能となり，狭い範囲での追視は可能となる．目の前で縞模様のガラガラを回したときにみられる反射性視運動性眼振(reflexisive optokinetic eye movement：OKN)は，衝動性眼球運動の回路に加えて視蓋前野(pretectum)が関わった皮質下の回路で生じると考えられている．耳側視野情報を受け取る網膜鼻側からの情報は外側膝状体に加え皮質下の上丘にも伝えられるが，鼻側視野情報を受け取る網膜耳側からの情報は外側膝状体経路にのみ伝えられ上丘には伝えられない．この時期の乳児では，耳側から鼻側へ動く(顔の外から内側への動き)OKN には反応するが，鼻側から耳側へ動く(顔の内から外側への動き)OKN には反応しない．このことは，外側膝状体経路(皮質経路)が皮質下の経路に遅れて成熟することの証拠とされている．生後 3 か月を過ぎると耳側から鼻側，鼻側から耳側の双方向に反応するようになる[9]．

また，ATNR(非対称性緊張性頸反射：視覚機能の発達に関係する原始反射の 1 つ)に誘導されるリーチングおよび近方視がみられる．ATNR は背臥位にした新生児の顔を他動的に回すと顔の向いている側の上下肢が伸展して，反対側の上下肢が屈曲(フェンシングをするような動作)する原始反射(図 2)で，注視の奥行きを手の長さまで伸ばし，距離感や，Eye-Hand cordination(目と手の協応)の発達に貢献すると考えられている[10]．

生後2か月頃から両眼同時視が可能となり両眼共同運動もみられるが過剰な輻湊運動などは正確にできない．色覚では赤・緑の区別ができるようになる[11]．

視覚認知面では，図（有意義な情報）と地（その他の情報）の境界を理解し，対象の輪郭を認識するようになってくるが，内部情報は輪郭に影響され認識することはできない．実物の母親の頭をスカーフで覆ったところ，生後4日の乳児が顔を区別できなかったことから，生後初期の頃は，顔の識別に，輪郭や髪型といった外部の特徴が手がかりとなると考えられている．そして，髪型が隠されても母親顔と未知顔を区別できるのは生後4か月以降のようである[12]．

運動機能と姿勢面では，把握反射がみられる．意図的な把握はまだできないが触覚刺激から手の動きの練習をするようになる．伸展位が増加し，背臥位でATNRに誘導され非対称性の姿勢をとるようになる．2か月の終わり頃には対称性に頭部を45°持ち上げることができるようになる．

4．生後3か月頃の視覚

生後3か月頃，中心窩の成熟とともに見たいものに正しく視線を向けることができるようになる．調節機能も発達し15 cm程度の距離で自分の手を見つめるようになる．追視も，目と頭部が同時に動くものの，正中線までできるようになる．両眼共同運動も平滑になり，輻湊，融像が可能になり立体視の芽生えがみられる．注視の安定は空間定位の原点の確立の基本であるが，この頃の注視の持続時間は数秒である．6か月頃には10秒程度になる．注視が持続できない場合は，視力や前庭眼反射，眼球運動メカニズムの不良，中枢系の問題を考える必要がある．

この前後頃から皮質下および皮質ニューロン集団（モジュール）間および内部で統合と分離が起こり，動き・方位・視差に関する情報は相互に統合される．これにより物体表面や形状が明確になり，乳児は見ているものの視覚情報を全体として認識し，視覚世界の動的な空間配置を理解するようになり図形の外部輪郭だけでなく内部の探索もできるようになってくる．

また，物体の恒久性の概念，知覚の恒常性の認識も芽生えてくる．恒久性の概念とは，あるモノが布切れや箱などの"遮蔽物"で隠されても，そのモノはなおその場所に存在し続けているとする概念である．Baillargeonらの研究[13]によれば，乳児は生後3～5か月頃からモノの永続性をある程度認識しているようである．

視覚の恒常性とは，網膜上で刺激対象が変化（距離，位置，照明条件など）しても知覚上は変化せず（大きさ，形，色など），対象が安定して見える現象のことである．視覚の恒常性には，大きさの恒常性，形の恒常性，明るさの恒常性，色の恒常性などがある．大きさの恒常性により，対象からの距離に応じて網膜像は変化しているにもかかわらず知覚される大きさは比較的一定に見える．形の恒常性により，物の位置や傾きによって網膜像が変化するにもかかわらず，正面から見たときの形に近く見える．明るさの恒常性により，白い紙は明るい戸外でも暗い室内でも白く感じる．色の恒常性により，青い照明下でも赤いりんごは赤く知覚される．

生後3か月未満の乳児[14]でも，大きさと形の恒常性メカニズムにより物体を弁別しているとの報告がある．大きさの恒常性メカニズムは，網膜像の大きさの評価を行うために，物体までの距離を把握するための何らかの奥行き手がかりが必要である．乳児は生後しばらく単眼奥行き手がかりにより距離を認識しているが，調節や両眼視などの機能の発達とともにより正確になる．大きさの恒常性，色の恒常性，奥行き知覚の恒常性は3～5か月より発達し，11歳で成人同様となる．

運動機能と姿勢では，随意的把握／尺側握り，触覚認知の発達がみられる．15 cm程度の距離で興味あるものに手を伸ばすリーチング（視覚誘導性）をするようになり，首も据わってくる（定頸）．ATNRが抑制され対称的な屈曲姿勢の発達がみられる．両手を正中線上に持ってくることができ

るようになり,近見正面での作業が可能になる.

また,この頃から眼球と頭部運動の方向性を制御する皮質注意システムと皮質下注意システムが統合され,1つの物から他の物への注意の切り替えが可能になる.この頃,乳児は皮質下の原始的反応で腕を伸ばし手全体で目の前に置かれたものをつかむ.

5.生後4か月頃の視覚

この頃から両眼立体視による奥行き手がかりの弁別が発達し,より正確な方向性を持つリーチングや把握が開始されるようになる.これは腕と手の運動をコントロールする行動モジュールと視運動性の輻湊眼球運動システムの統合が行われていることを示している.

頭部を動かさず目だけで追視ができるようになり,近方視での注視時間が延びてくる.視知覚認知機能では,図形の全体の輪郭だけでなく図形の構成各要素も認識できるようになってくる.

視野は,成人では水平方向耳側は100°,鼻側60°,垂直方向上方は60°,下方70°程度である.生後7週では視野は成人の40%(35°)程度であるが,徐々に拡大し,ある程度の明るさの刺激では動的視野は17か月でほぼ成人同様となる[15].

色覚では,青・黄色の区別ができ,成人同様となる[16].

運動機能では,随意的把握/尺側握り,拇指対向もみられ,リーチングが上達し,背臥位で空中での両手リーチがしばしばみられる.腹臥位でのリーチは対側の上肢,肩甲骨の筋力が発達していないため姿勢が崩れてしまう.正中上で両手を絡ませて遊ぶことができるようになり持ち替えの準備が進む.手に持ったものを口に入れて確認することが増え,頭部・頸部のコントロールも良好になる.

6.生後5か月頃の視覚

この頃,手による行為と近接視空間が統合される.

視機能では眼球運動は良好になり,左右上下,円の追視もスムーズになる(追従性眼球運動).また,3つ以上のものに視線を順に移せるようになる(衝動性眼球運動).運動機能と姿勢では,拇指対向把握(ただし拇指は内転している)がみられる.また,興味あるものに手を伸ばすリーチングが上達してくる.背臥位での空中でのリーチングは両側性であるが,片方の手が先に出るようになる.腹臥位でのリーチングも不完全だができるようになり,頭部や上肢のコントロールも良好になってくる.

視覚知覚認知面では,対象の部分が認識されるとともに一体のものとして統合され図形の全体像の把握ができるようになる.

7.生後6か月頃の視覚

この頃,視力は0.1～0.4(PL法)とかなり良好になり,手元からより手の届かない遠い所に注意を切り替えることが可能になる.的確な両眼固視,輻湊ができるようになり,眼球運動でも斜め方向の追視が可能になる.

視覚知覚認知では空間定位(参考1)が確立してくる.

運動機能では,視覚誘導性のリーチングが上達し視覚誘導性の寝返りがみられ,自分の上肢より遠くのものへリーチしようとする.また,おもちゃを拇指と他の4本の指を対向させてつかむ(橈側-手掌把握)ことができるようになる.体幹の平衡感覚の発達とともに頭部の独立した動きが可能になり,腹臥位での肘這い,四つ這いへの準備に入る.座位は独力ではまだ不安定で,上肢のコントロールも適切な支えがないと上手にできない.

生後6～9か月の健常乳児はリーチングする手に最も近いものに否応無しに手を伸ばそうとするが,その後,ものの相対的大きさ,物体までの距離,自分の手の大きさなどに関する大雑把な情報が統合されて,すぐつかめない(と思われる)もの(大きい面など)にリーチングしなくなる.

8.生後7～12か月頃の視覚

生後7か月を過ぎると外界への興味が深まる.座位が完成し,つかまり立ちがみられ,伝い歩き,立位,独歩(2～3歩),四つ這いが上達するととも

に，視覚誘導性の旺盛な探索活動がみられる．把握運動が上手になり，ものを持つ手と操作する手の機能分化が進み操作性が向上する．

10 か月頃になると模倣が始まる．因果関係を理解し，長時間の一人遊びができるようになる．

1 歳の頃には大人の指差しに反応し興味の対象を共有することができるようになる．これは他者と共通の興味を共有できるようになっていることを意味している．また，視覚対象の全体を認識したり特定の特徴に注意を向けたりと視覚情報処理の水準や尺度を切り替えられるようになる．

遠方にある対象物を見つけてつかむには，少なくとも①対象物を中心視でとらえること，②大きさと形の恒常性が働き物体が対象物であると認識されること，③対象物までの移動がプログラムされ実行されること，④対象物近くに到達したあとリーチングおよび把握行動が実行されること，が必要で，乳児はだいたい 15 か月までにこれらすべてのことが完全ではないができるようになる．

また，乳児は大人の発話を含む表情の原始的模倣ができることはよく知られていて，いくつかの表情や発話音声の弁別はかなり早期の月例で実証されている．多くの表情や発話音声の精巧な形態模倣は 1 歳くらいになってからである．

9．1 歳半以降の視覚

1 歳半の頃，視力は 0.25〜0.5(PL 法)とさらに良好になる．この頃，視力感受性はピークと考えられている．視力とハイハイや歩行能力の発達とともに，遠く離れた物を認識するメカニズムが発達し，視力は 0.25〜0.5(PL 法)とさらに良好になり，目的とする遠くの物を見つけて取りに行くなど遠近視空間が統合される．

他の発達プログラムと同様，さまざまな視覚運動も 2 歳頃には自動的にできるようになってくる．これにより子どもは走りながら歌を歌う，お話ししながらおもちゃで遊ぶなど 2 つのことを同時に独立して行うことができる．

3 歳の頃には視力は 1.0(PL 法)となる．通常行われるランドルト環検査でも 2/3 くらいの児で 1.0 が確認できる．この頃までに，輻湊，調節，色覚や視野など多くの視機能がほぼ成人レベルとなる．

就学期の 6〜7 歳になると視力は正常に育っていればランドルト環検査で 1.0 となり両眼視機能も完成する．視力の感受性は 8 歳頃に終了すると考えられている．

表 1 に視機能の発達[2]を，図 3 に Atkinson による視覚機能発達のモデルを示す．

子どもがその発達に応じた視覚機能を発達させ

参考 1：空間定位と参照枠

空間定位とは，三次元空間内で対象の方向や位置を何らかの基準(身体，顔，対象物など)を用いて認識する能力のことである．

空間的知覚や運動制御を行う際に用いる基準は「参照枠(frame of reference)」と呼ばれる．参照枠には自身の眼の網膜情報，頭部・身体からの情報，窓枠・建物など環境内の視覚情報，重力情報などが利用される．空間定位の確立には体性感覚が密接に関係している．

網膜情報，頭部・身体などからの情報は，観察者自身の運動や姿勢によって変化する．これらの情報に基づく参照枠は自己中心的参照枠(egocentric frame)と呼ばれる．一方，窓枠・建物など環境内の視覚情報や重力情報など観察者自身の運動や姿勢によって変化しない情報に基づく参照枠は環境中心的参照枠(allocentric frame)と呼ばれる．

環境内で空間定位を行うためには，自己中心的参照枠と，環境中心的参照枠からもたらされる情報を組み合わせたり統合したりする必要がある．

成人では，適宜これらさまざまな参照枠を使い分けているが，乳児は自己中心的参照枠の見方が中心で，ハイハイなどの能動的運動をするようになるにつれ環境中心的参照枠の見方になると考えられている．

3, 4〜8 歳で自己中心的参照枠と環境中心参照枠の使い分けが適切にできるようになるとされているが，最近，ハイハイ前の乳児でも環境中心的参照枠を用いているとする報告もある．

表 1. 視機能の発達

年齢	解剖学的発達	視力	他の視機能
新生児	成人同様の眼球構造 眼球奥行き 17 mm 屈折は平均 2～3 D の弱度遠視 ばらつきは大きい	0.015～0.05 (PL 法) 0.02 (VEP) 漠然と曖昧だが顔認知を認める	対光反射 OKN (耳側→鼻側への動きのみ反応) 反射的水平衝動性眼球運動
1～4 週		0.015～0.067 (PL 法) 0.1 (VEP)	単眼固視 **2～3 週の感受性は低く徐々に高くなる**
6～8 週		0.03～0.13 (PL 法) 0.25 (VEP)	両眼固視, 共同追従性運動出現, 視覚脅威瞬目反応 反射的垂直衝動性眼球運動　赤緑の区別可能
3 か月			意識的固視
3～5 か月	中心窩完成	↓	OKN (耳側⇄鼻側双方向動きへ反応) 意識的で平滑な共同運動, 輻湊の出現, 融像運動, 遠近感の芽生え, 良好な調節 4 か月で青黄の区別も可能になり色覚完成 視野の広がり
6 か月		0.1～0.4 (PL 法) 0.5 (VEP)	安定した輻湊
1 歳	眼球奥行き 19 mm　**角膜完成**	↓	良好な融像運動, ほぼ成人同様の視野の広がり
1 歳半		0.25～0.5 (PL 法)	**視覚感受性のピーク**
3 歳	眼球奥行き 22.5 mm 毛様筋発達	1.0 (PL 法) ランドルト環では 2/3 の児で 1.0	
6～7 歳		正常ならランドルト環でも 1.0	両眼視機能の完成
8～10 歳	眼球奥行き 24 mm　**眼球完成**		**感受性の終焉**

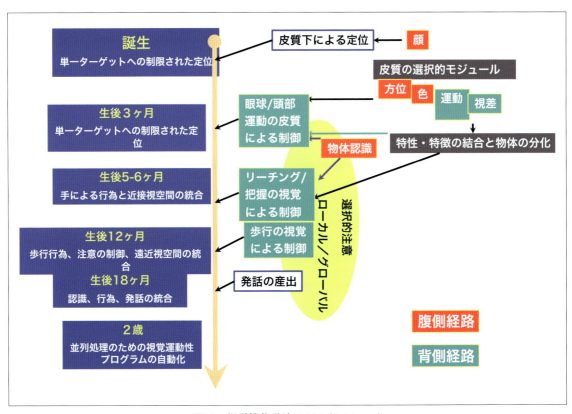

図 3. 視覚機能発達モデル (Atkinson)

ているかについての臨床的検査も Atkinson は提案している[1)17)]．参考 2 にその概略を示す．各クリニックでも実施可能な内容であり参考にしてほしい．詳細は文献 17 を参照．

文　献

1) Atkinson J：乳児の視覚と脳科学　視覚脳が生まれる（金澤　創，山口真美 監訳），北大路書房，pp. 35-55，2005.
　Summary　視覚の発達が著者のさまざまな実験

参考 2：子どもの発達をみるアトキンソン式機能的視覚検査[1)17)]
A test battery of child development for examining functional vision（ABCDEFV）
　テストは，どんな精神年齢でも実施可能で，言語による反応やリーチング，把握，指差しといった運動能力を必要としない 12 項目から成る core vision test（中核的視覚テスト）と，精神年齢 6 か月以上で一定以上の手のコントロールを必要とする 10 項目から成る additional tests（付加テスト）で構成されている．これらの項目が達成されない場合，眼科的，神経学的または注意や認知機能のいずれか，あるいは複数の問題を抱えている可能性があり，さらなる専門的な検査が必要となる．

1-1　Core vision test（中核的視覚テスト）

1. 瞳孔反応
　対光反射検査．問題があれば重大な神経学的問題を示している可能性がある．
2. 拡散光への反応
　新生児や全盲が疑われる場合に最低限の視機能指標としての光源方向への反応の有無を調べる．反応がない場合，重大な眼科学的あるいは神経学的問題を有する可能性がある．
3. 水平方向の追跡（衝動性あるいは追従性眼球運動）
　眼球運動と視覚的注意を測定すること．年齢相当の動きができない場合，注意または神経問題を有する可能性がある．
4. 周辺視野への再注視・側方視野検査
　視覚的注意と視野の広がりの検査．狭い場合，眼科学的または視覚神経学的問題（片側視野欠損が視覚の不注意に関係するしたもの）の可能性がある．
　視野の広がりは年齢標準を参照する．
5. 左右対称の角膜反射
　眼位（alignment）検査．片眼の恒常性外斜視または内斜視があれば，その眼の著しい屈折異常または弱視あるいは眼球・神経系の疾患の可能性がある．
6. 輻湊（convergence）
　注視視標までの距離に合わせて眼位を調整し，両眼がともに働くかどうかの検査．輻湊ができない場合，病理学，または神経学的問題に関係している可能性がある．
7. 遠くにあるおもちゃの追視
　適度な遠見距離（3 m 程度）での視覚的注意の検査．6 か月以上の子どもの場合，追視できなければ，注意の問題および／または眼科学的，神経学的問題をもつ可能性がある．
8. 瞬目反応
　物が顔に接近する際にみられる防御的なまばたきの様子から視覚的注意を検査する．6 か月を過ぎた子どもでこの反応が認められなければ，神経学的または眼科学的問題を有する可能性がある．
9. 床に落ちていくおもちゃを視覚的に追う
　物の永続性（object permanence）についての概念があるか否かの検査．すなわち物に手を伸ばしつかんだりはできないが，目と頭のどちらか，あるいは両方を動かすことのできる子どもにおいて，視界から物が消えたとしても，その物が存在し続けているということの理解を調べる．

1-2　Core vision test（中核的視覚テスト　オプショナル）

10. 視力カード（Teller/Keeler）
　TellerAcuity Card を用いた視力検査
11. 視運動性眼振（OKN）
　眼球運動の反射を測定する．異常反応は皮質下および／または皮質の機能不全の可能性がある．
12. ビデオ屈折法
　注意のシフトおよび屈折異常の検査．距離を変えて測定することで調節機能もある程度評価できる．

2 Additional tests（付加テスト）

13. 立体視のラングテスト（Lang test）
    最小対象年齢：2歳
    立体視を含む両眼視機能の検査．

14. バッティング・リーチング
    最小対象年齢：4か月
    視覚運動性の発達を測定すること．6か月以上の乳児でリーチングができない場合，視覚・神経学的および屯視覚認知的問題を有する可能性がある．

15. 黒と白の木綿糸を拾い上げること
    最小対象年齢：12か月
    手と指の動きを評価する（親指と人差し指が向かい合わせになるはさみ把握）．白いテーブルの上で白い布が使われるときは，コントラスト感度の粗テストにもなる．

16. 部分的に覆われた物を探す（存在の恒久性の検査1）
    最小対象年齢：6か月
    ピアジェ派の検査．視界から部分的に隠された物もまだ存在していて探すことができるということを，子どもが理解しているかどうかを調べる．12か月を過ぎた子どもでこの課題ができない場合，視覚認知に関する問題を有する可能性がある．

17. 完全に覆われた物を探す（存在の恒久性の検査2）
    最小対象年齢：6か月
    ピアジェ派の検査．完全に視界から隠された物もまだ存在していて探すことができるということを，子どもが理解しているかどうかを調べる．15か月を過ぎた子どもでこの課題ができないときは視覚認知に関する問題を有する可能性がある．

18. 形のマッチング（特別な3種と5種の形の型はめボード）
    最小対象年齢：2歳
    空間認知覚の検査．課題ができない場合，知的全般の遅れや視覚認知の弱さを有する可能性がある．テストは2～4歳の子どもに適している．

19. 埋め込まれた図形
    最小対象年齢：2歳
    空間認知的視覚の側面をテストすること．形の再認とともに背景からの図形の分割を必要とする．知的全般の遅れや視覚認知の弱さを有する可能性がある．テストは2～4歳の子どもに適している．

20. 封筒の中に手紙を入れる
    最小対象年齢：2歳
    空間，認知，運動に関する視覚発達の組み合わせをテストすること．手の適切な定位とともに，空間内の相対的方位のマッチングを必要とする．13歳を過ぎた子どもでこの課題ができないときは知的全般の遅れや空間認知の学習に関する問題を有する可能性がある．

21. つみき遊び
    最小対象年齢：12か月
    自由につみきを組み合わせて何かものを作ることができるかをテストする．18か月を過ぎた子どもでこの課題ができないときは運動機能または視覚認知に関する問題を有する可能性がある．

22. つみきの形を真似する
    最小対象年齢：18か月
    空間，認知，運動に関する視覚発達の組み合わせをテストすること．子どもにさまざまなつみきの構成を真似させる．構成は難易度について，18か月～4歳まで等級付けされている．成人では，こういったテストでの失敗は，「構成失行症（constructional apraxia）」と呼ばれる．

に裏付けられたデータとともに解説されている．一読をお勧めしたい．

2) 川端秀仁：視力発達とその評価．小児診療，**77**(9)：1207-1212，2014．

3) 川端秀仁：視覚の発達と障害．総合リハ，**42**(9)：827-835，2014．

4) リサ A カーツ：発達障害の子どもの視知覚認識問題への対処法（川端秀仁 監，泉 流星 訳），東

京書籍，pp. 17-21，2010.
Summary 視覚の発達に問題がある小児への対処方法などの具体例が簡潔に示されており参考になる．

5) Grosvenor TP, Flom MC：Refractive anomalies：research and clinical applications. Butterworth-Heineman, 1991.

6) Scheiman MM：optometric clinical practice guideline Pediatric eye and vision examination. American Optometric Association, p. 10, 2002.
Summary 視覚機能各段階の問題および検査・対処方法が詳細に解説されていて，発達障害を含む視知覚認知障害を持つ子どもたちの実際の診療・治療に役立つ．

7) Bushnell IWR：Discrimination of faces by young infants. Exp Child Psychol, **33**, 298-308, 1982.

8) Morton J, Johnson MH：CONSPEC and CONLERN：a two-process theory of infant face recognition. Psychol Rev, **98**(2)：164-181, 1991.

9) Atkinson J：Development of optokinetic nystagmus in the human infant and monkey infant：an analogue to development in kittens. Developmental neurobiology of vision (Freeman RD eds), Plenum, New York, pp. 277-287, 1979.

10) Goddard S：Reflexes, learnings and behaveor. 2nd ed, Fern Ridge Press, 2005.

11) Knoblauch K, Bieber ML, Werner JS：M-and L-cone in early infancy：I. VEP responses to receptor-isolating stimuli at 4- and 8-weeks of age. Vis Res, **38**：1753-1764, 1998.

12) Pascalis O, de Shonen S, Moton J, et al：Mother's face recognition by neonates：A replication and extension. Infant Behav Dev, **18**：79-85, 1995.

13) Baillargeon R：Object Permanence in 3 1/2 and 4 1/2 Month Old Infants. Dev Psychol, **23**：655-664, 1987.

14) Bower TGR：The visual world of infants. Sci Am, **215**(6), 80-92, 1966.

15) Dobson V：Visual field extent in children 3.5-30 months of age tested with a double-arc LED perimeter：Vision Research, **38**：2743-2760, 1998.

16) Brown AM：Development of visual sensitivity to light and color vision in human infants：a critical review. Vision Res, **30**(8)：1159-1188, 1990.

17) Atkinson J, Anker S, Rae S, et al：A test battery of child development forexamining functional vision (ABCDEFV). Strabismus, **10**(4)：245-269, 2002.

特集／発達障害者(児)の眼科診療

発達障害児の眼科診療のコツ

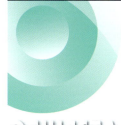

富田　香*

Key Words： 限局性学習症／限局性学習障害(specific learning disorder：LD)，自閉症スペクトラム症／自閉症スペクトラム障害(autism spectrum disorder：ASD)，注意欠如・多動症／注意欠如・多動性障害(attention-dificit/hyperactivity disorder：ADHD)，感覚過敏(hypersensitivity)，触覚防衛反応(tactile defensive reaction)

Abstract： 限局性学習症／限局性学習障害(specific learning disorder)を除いて，自閉症スペクトラム症／自閉症スペクトラム障害(autism spectrum disorder)，注意欠如・多動症／注意欠如・多動性障害(attention-deficit/hyperactivity disorder)では，知的障害との合併が数多くみられる．発達障害児においても眼科的な疾患がないかどうかを視覚感受性期内に調べておくことは非常に重要である．検査に際しては，必要なところに注目しやすいシンプルな環境設定と，個々に合わせた検査方法の選択が大切である．検査順序を視覚構造化して提示すると，見通しが立てやすくなる．また検査終了の明確化も次回の検査に対する不安を減らすことができる．発達障害児はフラッシュバックを起こしやすいため，押さえつけての検査はしないようにすることもポイントの1つである．

はじめに

　限局性学習症／限局性学習障害(specific learning disorder：以下，LD)を除いて，自閉症スペクトラム症／自閉症スペクトラム障害(autism spectrum disorder：以下，ASD)，注意欠如・多動症／注意欠如・多動性障害(attention-deficit/hyperactivity disorder：以下，ADHD)では，知的障害との合併が数多くみられる(図1)[1]．

　視覚情報は全体の情報の80％を占めるといわれ，発達障害児においても，屈折異常，弱視や斜視など眼科的な疾患がないかどうかを視覚感受性期内に調べておくことは非常に大切である．屈折異常弱視で加療中の子どもが後に発達障害であったことがわかったこともある．逆に発達障害が疑われた子どもの中に，屈折異常弱視があり，眼鏡装用により行動が顕著に改善する例もみられる．

　眼科検査の際，知的障害のない LD 児に関してはトラブルを起こすことは少なく，LD であることに気づかないこともある．しかし ASD 児や ADHD 児あるいはその合併例では，ともすると眼科検査そのものが非常に困難となることがある．またすべての保護者が，自分の子どもが ASD や ADHD であること，あるいはその傾向があることを知っているとは限らない．子どもが診察室や検査室に入ってくるときに，発達障害に関する情報が全くないこともある．発達障害の特徴を知っておくと検査や診療がしやすくなることが多いので，経験からコツを述べてみたい．

ASD 児の特徴

　乳幼児期に発見される ASD は言語発達の遅れを契機として疑われ，診断に至ることが多い[2]．これに対し知的障害を伴わない ASD では，言語

---

* Kaoru TOMITA，〒170-0014　東京都豊島区池袋1-7-7　平和眼科，院長

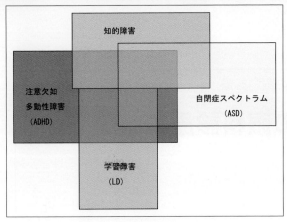

図 1. 主な発達障害の関係
（文献 1 より改編）

発達の遅れではなく，対人関係や非言語的コミュニケーションの問題などをきっかけに学童期以降に診断に至る場合もある[2]．

1．「場所慣れ」「人慣れ」に時間がかかる

ASD 児でみられる特徴の 1 つとして，年齢に比して，新しい場所や人に対して極端に恐怖心を覚えるということがある．「場所慣れ」「人慣れ」に時間がかかる状態である．診察室に入れなかったり，ずっと泣いていたり，極端に検査を嫌がったり怖がったりすることがある．このような場合，無理をせず，可能な検査のみ行うようにし，何回か通院して他の検査に慣れてもらうほうがよい．

2．フラッシュバック

一度にすべての検査を終えようとして，無理に押さえつけたりすると，必ずと言ってよいほどフラッシュバックを起こし，次回の診察から泣きわめき，大騒ぎをして全く何もできなくなる．このフラッシュバックも ASD 児に多くみられる 1 つの特徴であり，恐怖体験がいつまでも鮮明な画像のように記憶に残ってしまうといわれる．

3．会話の特徴

会話では，返事ではなく「おうむ返し」がみられることがある．例えば「この機械を見てください」と言ったときに，返事として「はい」ではなく，「この機械を見てください」と同じ言葉を繰り返して言う．また，いわゆる「空気が読めない」ため，友達間でも相手を傷つける言葉を率直に言ってしまい，嫌われたりする[3]．診察室でも，会話として成り立たない勝手なおしゃべりがみられることがある．たとえや言葉の含みを理解することが難しいのも特徴の 1 つである[3]．

4．こだわり

眼科の検査順番にこだわって，毎回同じ順序でないと検査をしない，あるいは激怒することがある[3]．

5．感覚過敏

また，聴覚過敏や触覚防衛反応を持っていることが多く，特定の音，特に機械音を嫌がったり，そっと触られたりするのを嫌がる[3)4]．他の子どもたちがいて高い声で泣いたり騒いだりすると，パニックになって耳を塞ぐ子どももいる．このような場合は，できれば他の患者のいない時間に，別個に診察を行うようにするとよい．

6．プライドが高い

知的障害のない ASD 児の場合，プライドが高く[3]，失敗すると検査に答えなくなってしまうことがある．わからないと思うと，最初からやる気をみせないこともある．

ADHD 児の特徴

ADHD 児は，診察室や検査室の中をグルグル走り回り，机の上のものを触りたがり，機械をいじってみたり，さまざまなスイッチを押したがる．親が叱っても，スタッフが止めてもなかなか止まらない．親は叱ることに疲れきってしまい，何も言わずに見ていることすらある[5]．また平衡覚の自己刺激をする[4]ため，回転する椅子に座るとグルグル思いっきり回りたがることがしばしばみられる．高い椅子に登って立ち上がることも多い．気が散りやすく検査への集中時間も短い．このような場合は，検査時間を短くする工夫が必要であり，また環境をシンプルに整え注意が散らないようにする必要がある．診察室内でけがをしないように気を配らなければならず，診察は大変であるが，大きな声で叱ったりするとさらに興奮してしまうことがあるため，気をつけなければならない．

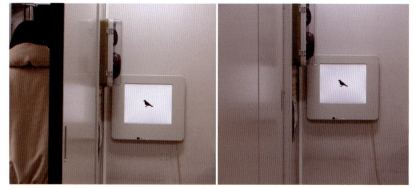

図 2. 検査室の環境の整備
診察室内での補助的な視力検査で,被験者の椅子から視標を見たところ.
a では扉が開いているため,人が廊下を通るところが視野に入って気が散りやすい.b では扉を閉じているため,視標に注目しやすい.

診察を始める前に

1. 診察室を整えよう

発達障害児や知的障害児では,注意を焦点化することが難しい.このため,周りにいろいろな道具やおもちゃなどがあると,すぐに注意がそれてしまう.このため,検査室や診察室などはできるだけシンプルに整えておくほうがよい.できれば検査も他から区切られたところで行えるとよい(図2).

2. 開始と終了をはっきりさせよう

発達障害児や知的障害児では,場所や人への慣れに時間がかかり,検査に対する恐怖が強いことが多い.このため,検査を開始するにあたっては,今日は何の検査をするのかをあらかじめ写真などを使ってきちんと説明し,1つの検査が終わるごとに子どもと一緒に確認しつつ進めるとよい(図3).検査の開始と終了,特に終了は明確に伝えることも大切である.また次回につなげるためにも,検査もできるだけ,「できた」ところで終了するように心がける.

オートレフラクトメーターによる屈折検査

検影法は非常によい方法であるが,眼前に検眼レンズ(スキアバー)が近づくと,嫌がって払いのけられてしまうことが多い.また注視時間が短くキョロキョロするため,測定が難しい.このため調節麻痺下にオートレフラクトメーターを使用している.

スタンド型のオートレフラクトメーターによる屈折検査では,顎とおでこが機械に接触すること,動かないように頭を押さえられることなどから,触覚防衛反応のある発達障害児では,難しいことが多い.このため,ハンディオートレフラクトメーターのほうが成功率は高い.

どちらも機械音がするため,その音を嫌がる子どももいるが,歌を歌う,数を10まで数えるなどで,測定がうまくいくことが多い.

触覚防衛反応のみられる子どもの場合,頭を押さえるときも,そっと触られるのを嫌がるため,手のひら全体や胸を使って面で圧迫するようにしっかり押さえるほうがよいことが多い(図4).

視反応・視力検査

発達障害に加え知的障害があり,自覚的な答えが得られない場合は,縞視標(テラー・アキュイティーカード®,リー・グレーティング®など)(図5)やカーディフカード®(図6)による視反応をみる.このとき,視標に興味がない場合や,検査そのものを拒否している場合には,しばしば「視線外し」がみられる.眼前の視標を全く見ようとせず,視標や検査者の後ろを見ているかのような見方をする.この状態になると,他覚的な視反応評価は困難であり,見えていると思われても視反応の測定値として出すことができない.

視力検査では,通常絵視力,ランドルト環字一

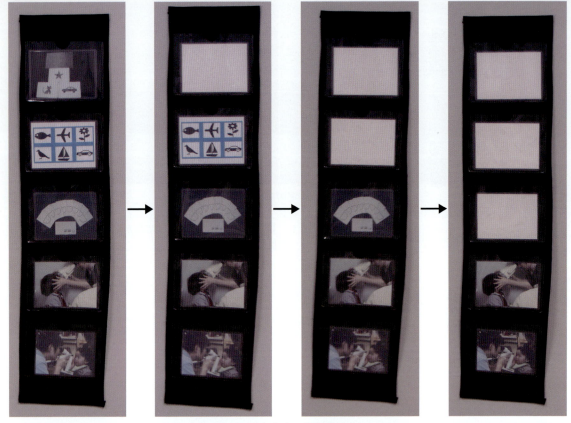

図 3. 検査内容の視覚構造化
あらかじめ検査する項目を絞って，写真で上から順番に提示する．1つの検査が終わるごとに，本人と一緒にカードを裏返し，終わったことを確認する．この方法をとると検査全体の見通しが立つため，不安が減り，検査そのものを受けやすくなることが多い．

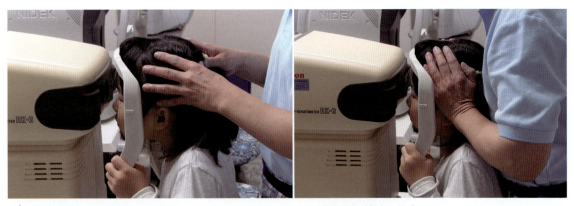

a|b　**図 4.** オートレフラクトメーター使用時の補助の仕方
a のように指先だけでそっと押さえると触覚防衛反応を引き起こしやすい．b のように手の平全体と胸を使って面で固定するようにすると，触覚ではなく圧覚となるため触覚防衛反応が起こりにくい．

つ視力を用いるが，絵視力はできないのに，ランドルト環ではできる子どもがいる．またどちらもできないにもかかわらず，ひらがな視力なら可能であったり，数字視力なら可能であったりする子どもがいる．特に ASD の子どもで多くみられる．

これは親に聞いてみるとよい．ただ，ひらがなを知っていて，ひらがなカードをきちんと並べる子どもであっても，「提示されたひらがなが何であるか答えてほしい」というこちらの質問が理解できなければ，検査にはつながらない．

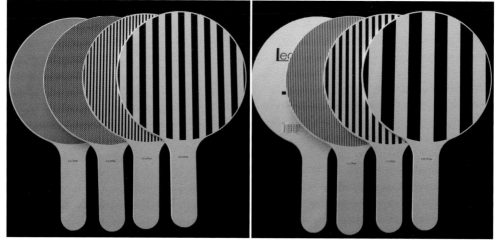

図 5. リー・グレーティング®(Lea Gratings™)
縞模様の直径は 20 cm. b は a の視標を裏返したところ. 新生児や乳児は,柄がないものよりも柄のあるものを好み,その中でも縞や同心円,顔図形を好んで見る(選好注視:preferential looking)という性質を利用した視力検査方法である. グレーの無地を前面に,縞のある視標を後面に置いて,ゆっくり左右あるいは上下に離していく. このとき縞模様の視標を追視する反応を観察する. 反応のみられなくなる 1 つ前の縞の幅で視力値を表す.

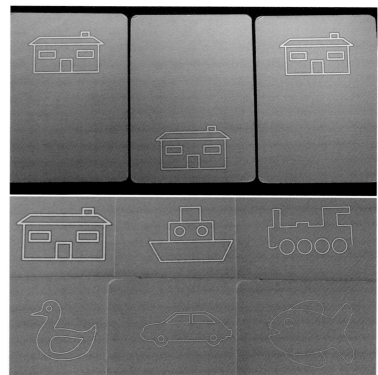

図 6.
カーディフカード®(Cardiff Acuity Tests™)
a:同じ絵が上と下に描かれたカード(縦 27×横 20 cm)が 3 枚 1 組になっている. 絵に注目すると,子どもの視線が上や下に移動する. この視線移動の有無で絵が見えているかどうかを判断する.
b:視標の絵は徐々に細い線で描かれている. どの視標まで視線が上下に移動するかで視力値を換算する. 検査距離 50 cm の場合,上段左から家(1.2 logMAR:0.06),船(1.1 logMAR:0.08),汽車(1.0 logMAR:0.1),下段左からアヒル(0.9 logMAR:0.13),車(0.8 logMAR:0.15),魚(0.7 logMAR:0.2)となっている.

通常の子どもの年齢的に可能な検査順序にこだわらず,子どもの特性に合わせて検査方法を試す必要がある.

また視力検査中に姿勢の崩れが目立ってみられることがある. 腰が椅子から落ちそうになったり,椅子の上で立膝をしようとしたりする[4].

眼位・眼球運動検査

LD を含む発達障害児では固視持続が悪く,眼球運動異常を伴う例がみられる.

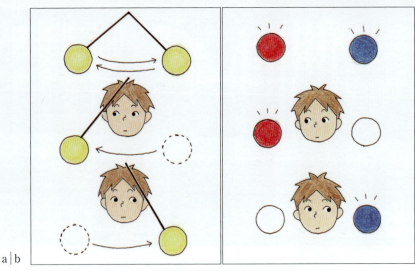

図 7. 滑動性追従運動(a)と衝動性眼球運動(b)
a：滑動性追従運動は振り子のような視標を追いかけて見る眼球運動であり，6歳児では指示どおりに視標を追いかけて見続けられるのが普通である．発達障害児では注視が途切れ，途中で視標を見なくなってしまう様子がみられることがある．
b：衝動性眼球運動は2点を素早く見るような眼球運動であり，日常生活ではほとんど衝動性眼球運動を使って見ていると考えられている．6歳児ではほぼ指示どおりに2つの視標を見ることができるのが普通である．発達障害児では，眼だけで視標を見ることができず，首を振って見る様子がみられることがある．また首振りをしないように指示すると，今度は指示どおりに視標を見ることができなかったり，口に緊張が走って一緒に口が動いてしまう様子がみられることがある．

　視力検査ができるにもかかわらず，固視および注視時間が短いため，眼位検査が難しい場合がある．特に遠見眼位では，固視が悪い場合はまず判定できない．このため近見眼位をカバーテストでみるか，あるいは角膜反射を使うことしかできない場合すらある．
　眼球運動検査では，両眼性の向き運動と輻湊をまず調べる．両眼性眼球運動に異常がみられれば，単眼性の眼球運動をみて眼筋麻痺の有無を調べる．ここまでは通常の眼球運動検査と同様である．
　この眼球運動に加えて，滑動性追従運動(smooth pursuit)と衝動性眼球運動(saccadic eye movement)を調べることが大切である(図7)．頭を動かさずに眼だけで視標を追いかけるように指示する．このとき，注視が途切れて視標を見なくなってしまったり，頭や首を振って見たり，あるいは見ようとすると緊張して口が動いてしまったりする様子がみられることがある．指示どおりに眼球が動かないことすらみられる．視力や両眼視機能に異常がみられなくても，「黒板の文字を書き写すことが難しい」「本を読むと行飛ばししてしまう」などの訴えがみられるLD児では，この2つの眼球運動ができなかったり，不良であったりすることが多い．他の発達障害においてもこの眼球運動異常がみられることが多い．
　簡単な検査なので，学校健診の場でも活用でき，発達障害児の発見につながることがある．

調節麻痺剤の使用

　屈折異常が疑われる場合は，必ず調節麻痺剤を用いて屈折検査を施行することが大切であるのは，小児の検査の原則であり，発達障害児でも変わりない．発達障害児では，自覚的視力検査が完了できるとは限らないため，他覚的な屈折検査は非常に重要である．
　内斜視があればアトロピン点眼を，その他では1％塩酸シクロペントラート点眼を用いる．1％塩酸シクロペントラートは非常にしみる点眼薬であ

り，検査時間も約1時間はかかるため，子ども本人にも前もって「ちょっとしみる目薬だけど，大切な検査だから頑張ってほしい」ときちんと説明しておくことが非常に大切である．また，1日ピントが合わなくなり，2日間は散瞳による眩しさが続くため，あらかじめ検査日を相談することも大切である．また点眼後に眠くなることが多いことにも注意が必要である．

発達障害児では一度の検査ですべて終わらせようとすると，負担が大きくなり調節麻痺剤点眼後に大泣きとなって大切な屈折検査ができなくなってしまう場合もある．このため，子どもの様子をみながら保護者と相談し，別の日に改めて検査をする選択も大事である．

前眼部・中間透光体・眼底検査

発達障害児では，種々の感覚過敏がみられ，光過敏を示す例も多い．光が眼の中に入る検査はすべて苦手なため，細隙灯顕微鏡検査も眼底検査も眼をよく見せてくれず困難なことがある．

このような場合，検影法を用いて瞳孔領からの反射をみておくと，中間透光体の混濁がないか，屈折に大きな左右差がないかどうかなどを判断することができる．

また，眼底検査では，無散瞳眼底カメラによる眼底撮影のほうが直像鏡や倒像鏡による眼底検査より眩しくなく，短時間で済むため抵抗なく受け入れてもらえることが多い．

基礎疾患の有無を調べることは非常に大切なため，何回かに分けてでも検査はしっかり行うようにする．

親への説明

問診のときも，検査終了後の説明のときも，親だけに話をしたいことが多い．特に障害に関する部分については，子ども自身の前で話すことは子どもを傷つけることがあるため絶対に避けたい．このため，大変ではあるが説明時間だけはスタッフに子どもをみてもらえるとよい．親も子どもに気をとられることなく説明を聞くことができる．また，発達障害は遺伝的な要素があることも多いため，親への説明も慎重に言葉を選ぶ必要がある．

眼鏡を処方した場合

先に述べたような触覚防衛反応の強い場合は眼鏡装用が難しいことがある．帽子が被れない，歯磨きが苦手，髪の毛を切るのも大変という場合は，触覚防衛反応があると考える[4]．このような場合は，お風呂などのリラックスした環境で，ケーブルの当たる耳の後ろやパッド（鼻当て）の当たる鼻根部をマッサージしてもらうとよい．触られることに少しずつ慣れてくると眼鏡がかけられるようになることが多い．

また，親は甘える存在であるためなかなか装用指導が難しいが，療育機関や保育園，幼稚園の先生からの装用指導があると眼鏡装用は早く定着しやすい．このため，療育機関，園や学校など教育機関への情報提供も大切である．

文献

1) 石崎朝世 監・著：多動な子どもへの教育・指導（湯汲英史，一松麻実子 編・著），明石書店，p. 48，2001．
2) 平岩幹男：子供の発達障害について．日医雑誌，144(3)：561-563，2015．
3) 石崎朝世，藤井茂樹：アスペルガー症候群．発達障害 はじめの一歩，少年写真新聞社，pp. 49-84，2008．
4) 木村 順：育てにくい子にはわけがある，大月書店，pp. 22-106，2006．
   Summary 発達障害児の多くが持つ感覚統合のトラブルについての解説書．発達障害の子の奇異に感じられる言動の理解のために役立つ著書．
5) 石崎朝世，藤井茂樹：ADHD．発達障害 はじめの一歩（石崎朝世，藤井茂樹編），少年写真新聞社，pp. 9-48，2008．
   Summary 発達障害の解説と特徴，対処方法がマンガなども使ってわかりやすく書かれている．

特集／発達障害者(児)の眼科診療

視機能評価について

守田好江*

Key Words : 視機能スクリーニング(vision screening), 読み困難(reading difficulty), 自覚症状(symptoms), visual efficiency skills, 眼球運動(oculomotor), 調節(accommodation), 両眼視機能(binocular function)

Abstract : 発達障害児の視機能問題は健常児に比べ高率[1)~5)]であるが, 発達障害と診断されていない児童の中にも視機能不良により,「読み・書き」に問題のある児童が思いのほか潜んでいることはあまり知られていない. ここではグレーゾーンも含め, 早い段階で適切な指導・支援が受けやすくなるよう具体的な視機能問題の発見をめざしたスクリーニングの重要性とその方法について述べる. 鮮明な像が見える, 立体視があるというだけでなく, 日常生活の中で保有視覚を最大限に効率よく使えることが見ることへの快適さにつながる. 視機能の問題を早期に発見し効率の良い視覚活用術を身につけることは, 発達障害の有無に関わらず, 多くの子どもたちにバランスのよい精神的・身体的成長を促す.

はじめに

筆者が米国の視機能検診に参加する機会を得, 読み困難の問題が米国では深刻な社会問題となっていることを肌で感じたのは15年以上も前のことである. 米国の報告によると成人の14%は生活に必要な基本の読む力に達していないこと, また児童・生徒の約15%は一般に言われているディスレクシアの傾向があるとしている[6)]. いわゆる学習障害は人口の約5%と推定されている[7)].

このように米国では読みの問題は古くから問題になっており, 学習の根幹である「読みの力」を重視したリーディングテスト(読みの流暢性や速度, 読解力)を受けることが毎年, 義務付けられている. その結果, 個々のレベルに応じてテキストや読教材を考慮したり, 特設のreading classを履修させたり, 支援の必要な生徒についてはIEP(individual educational plan : 個別教育計画)に基づいて適切な措置が取られるようになっている.

発達性ディスレクシアについては言語系の聴覚情報処理(音韻処理等)の問題が主原因であると言われているために, 学校による支援の他, 小児神経科医, 言語聴覚士や臨床発達心理士を中心とした専門家による支援が多くみられてきた. 学校健診では視力良好の場合には一般に眼科的な関与があまりなされてこなかったが, 最近はディスレクシアに限らず, 眼球運動, 調節, 両眼視といった視機能不良のために読みの問題を抱えている生徒もみられることがわかり, 眼科精査・支援につながるケースも増えつつある.

視覚情報は基礎的な眼の状態(視力, 屈折, 眼位, 視野, いわゆる眼疾患)に始まり, 効率化を進めるための視機能として眼球運動, 調節, 両眼視機能という働き, さらに視覚情報を認知, 処理, 統合し意味づけを図る働きをする視覚情報処理, 視知覚の部分とに大きく分かれる(図1). この視機能不良という問題は今まであまり表面化されてこなかったが, 眼球運動, 調節, 両眼視といったダイ

ナミックな機能は,いわゆる眼疾患の有無に関わらず,目の働きとして四六時中機能しているものであり,視覚情報を効率よく入手するための大事な役割を果たしているものであることを再認識したい.

日本,米国ともいまだに「視力が良ければ目は問題なし」という考えが一般的だが,Powersら[8]は遠見視力のみの健診は読み困難を自覚している児の発見に必ずしもつながるわけではないと指摘している.制度の改革には時間を要するが,少なくとも学校・地域からの紹介や読み書きの問題等々を訴えて来院された場合は,通常の検査の他にさらに一歩踏み込んだ視機能検査の実施を望むところである.

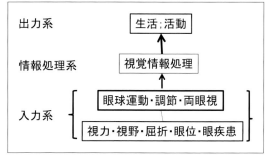

図 1. 視覚情報の流れ

潜在的視機能不良者の現状

潜在的な視機能不良者の頻度については日本においても米国においてもはっきりとしたデータは出ていない.それは「読み」にとって重要な眼球運動や輻湊などの視機能検査が一般にあまり行われているわけでもなく,また学童においても視機能のスクリーニングが浸透していないため,全体像がつかみにくいことも理由の1つと思われる.米国では学齢期人口のおよそ15~20%という報告もある[9].また,読みの苦手な生徒や学習障害といわれている生徒と,読みに問題のない生徒らを比較した研究では眼球運動など視機能不良の頻度は読みに問題のある生徒に高く,ハイリスクファクターとも考えられている[10)~12)].実際に読みの苦手な生徒を対象とした検診の場では,輻湊近点が10 cm以上に及ぶ生徒,眼球運動視診時に頭を動かしながら視標を追いかける生徒,調節近点測定時に視標を近づけるにつれてどんどん身体をひいてしまったり,涙目になったり,目をつぶってしまう生徒などそれほど珍しい光景ではなかった.

この経験をもとに,日本ではどのくらいいるのだろうかという疑問を抱き,数か所の眼科職員を対象に試みたところ,少なくとも10名に1~2名ぐらいの割合で何らかの視機能不良がみられ,また自覚症状も強い傾向にあった.そこで専門学校生61名(平均20歳)の協力を得て検診を実施した.視力,屈折,眼位の他に自覚症状を問う質問紙convergence insufficiency symptom survey:CISS(後述)[13],近見立体視,輻湊近点,調節近点,近見融像幅,調節効率,眼球運動の評価としてdevelopmental eye movement test:DEM(後述)[#1]を施行した.その結果1項目以上の結果が基準に満たないものは65%,3項目以上は7%にみられた.中でも自覚症状が強く,視機能不良の項目が多かった2名(3.5%)は小児期より読書・学習困難を自覚しており,宿題や課題をこなすのに必要以上に時間を要するなど学習への困難さのみならず,自己評価の低下,精神的な苦痛を受けていたと報告があった.この2名は検診時,学業成績優秀で問題が表面化することなく,かなりの努力をしていることに周囲も気づかずにいた[14].

また大阪市内公立小学校で2009年にパイロットスタディとして144名(小学校4~6年)にCISSを配布したところ,要精査の対象となった生徒は43名(30.5%)であり,その後の検査ではさまざまな視機能の不具合がみられるものが多かった.翌年より学校医の協力のもと毎年通常学校健診の際に,自覚症状質問紙とともに簡略化した視機能検査を実施している.その結果,視力はよいが他の視機能不良により眼科受診を必要とする生徒が毎年発見されている[15)16)].

視機能検査チェックリスト

1.まずは自覚症状をきいてみよう

児の場合,困っていることを聞いても成人と異なり,見え方については特に自覚していないこと

```
Convergence Insufficiency Symptom Survey(CISS)
Name_____ DATE __/__/__
Clinician instructions: Read the following subject instructions and then each item exactly as written. If subject responds with "yes" –
please qualify with frequency choices. Do not give examples.
Subject instructions:
        Please answer the following questions about how your eyes feel when reading or doing close work.    :
        Never (0)    Infrequently (not very often) (1)    Sometimes(2)    Fairly often (3)        Always (4)
 1. Do your eyes feel tired when reading or doing close work?
 2. Do your eyes feel uncomfortable when reading or doing close work?
 3. Do you have headaches when reading or doing close work?
 4. Do you feel sleepy when reading or doing close work?
 5. Do you lose concentration when reading or doing close work?
 6. Do you have trouble remembering what you have read?
 7. Do you have double vision when reading or doing close work?
 8. Do you see the words move, jump, swim or appear to float on the page when reading or doing close work?
 9. Do you feel like you read slowly?
10  Do your eyes ever hurt when reading or doing close work?
11. Do your eyes ever feel sore when reading or doing close work?
12 .Do you feel a "pulling" feeling around your eyes when reading or doing close work?
13. Do you notice the words blurring or coming in and out of focus when reading or doing close work?
14. Do you lose your place while reading or doing close work?
15. Do you have to re-read the same line of words when reading?
                                __x 0 __ x 1 __ x 2 _ x 3 __ x 4    Total score_____
```

図 2. Convergence Insufficiency Symptom Survey(CISS)(文献 13 より)

がほとんどなので,具体的な例を挙げて聞くことが大切である.例えば疲れる,痛む,涙目,赤目,ひりひりする,不快,頭痛,眠気,集中力低下,読直後の内容の想起不良,複視,ぼやけ,文字が動く,浮く,ゆがむ,にじむなどの見え方の変化,読み飛ばし,読み直し,場所を見失う,指でたどる,桁間違い,などである.質問紙の 1 例として実際に使用した CISS の原文を掲載した(図 2).対象は 9 歳以上,読書等近見作業時の症状頻度を問うものである.各質問について,0(全くない),1(たまに),2(時々),3(しばしば),4(いつも)という 5 段階方式で回答してもらう.Borsting[13)17)]らは各項目の得点の合計が 16 点以上のものを要精査の対象であるとし,この質問紙の有効性を報告している.また Powers ら[18)]は日米の学校で実施した CISS の結果,32~48%が要精査の対象と報告し,視力だけでは探れない児が抱えている視機能の具体的な問題を知るのには簡便なツールであり,教師や保護者に警鐘を鳴らすよいきっかけと示唆している.

このような質問紙は短時間で行われ,学校検診のツールとして使用可能と思われるので,今後日本での質問の統一化を図り,実施に向けて取り組みたい.他にも college of optometrists in vision development quality-of-life(COVD-QOL)や奥村による「見る力に関するチェックリスト」[#2]などがある.

2.考慮したい検査

諸検査の前に:検査の前に本人の理解度に応じ,検査の道具を示しながら手順を説明すると心の準備ができ,協力を得られやすい.感覚過敏の場合もあるのでテスト用眼鏡,プリズムバーなど眼前に当てたり近づけたりするものは特に注意する.

a)遠見視力の注意点

応答に時間を要したり,不安定な場合には若年者に限らず,手差しによる字ひとつ視力表を用いると注意集中を含め反応がよいことがある.また学習障害にみられる問題の 1 つでもある左右の認識(directionality)が不安定なために応答にバラつきがある場合には,年齢を問わず口頭による応答だけでなく指さしの併用を勧める.その他,検査時に他覚的屈折値に沿ったレンズに反応しない,測定しているうちにレンズ度数が逆戻りするなど,ともすると心因性と思われるような不安定な応答がみられることもあるので,このような場合は心因性の要素の確認のみに終始せず,調節機能

等の問題も合わせて考慮する．+0.50 D や+0.25 D など軽度屈折異常で裸眼視力良好例であっても矯正にて反応が変化するかどうか確認を怠らない．学習上，ある程度の時間持続してものを見るという課題において問題のある児の場合，軽度屈折異常も眼鏡処方考慮の対象となりうると考えられる．

b）近見視力

読み書きには欠かせない作業距離での視力値を知ることは児にとっても大切である．遠見視力がよくとも軽度遠視や調節機能の低下している場合には不良に出ることがある．

注：遠見，近見問わず日常の状態を知るためには両眼開放視力も測定することが望ましい．その際，姿勢，頭位異常も観察する．また，視力良好例であっても遠視が強い例もあり，読み書きのトラブルにつながりやすいため，学校健診では行えない調節麻痺下での屈折検査を実施することが望ましい．

c）近見立体視検査

Titmus stereo test，Lang test，TNO などを用いて，立体視の有無およびその程度を測定する．検査にあたっては結果のみに注目せず，検査中の見方，応答に要する時間など検査中の態度も観察する．3D が一般に広まっており，見る機会も多い割には，眼位ずれや弱視がなくとも立体視の弱い児が思いのほか多数いることを経験している．

d）眼位検査（遠見，近見）

顕性斜視の有無の確認はもちろんだが，斜位のタイプの確認とその程度を測定することが望ましい．斜位のタイプと程度によっては成人同様，近業時の疲労等も予測される．

e）眼球運動

通常の斜視検査で行う運動制限，麻痺，過動などのチェック項目の他にさらに眼球コントロールという意味での動き，または静止状態に注目した検査を施行する．注視については米国で健診時に使用された方法をまた滑動性，衝動性眼球運動については日本の教育関係者にも広がりつつある Maples による NSUCO（Northeastern State University College of Optometry）の評価方法[19)#3]について概略を紹介する．

（ⅰ）注視（固視持続，fixation stability，fixation maintenance ともいう）

検査は両眼開放で行う．不良傾向がみられた場合には片眼ずつ測定する．眼前 40 cm の距離に 0.2〜0.3 文字サイズの視標を提示し，じっと見つめ続けるように指示する（にらめっこをしてもらう）．少なくとも 10 秒以上保持できるかどうか測定する．安定して 10 秒以上保持できたら問題なしとする．最低 2 回以上測定のこと．

注視はすべての検査の基本となるもので，不良の場合は持続して見るということを要求されるすべての検査において検査困難あるいは測定結果が不安定に出るので，視力がよければ注視はよいと思いこまずに一度は確認する必要がある．この時，得てして発達障害があるために注意集中困難ではないかと思われがちだが，注視困難のために注意集中困難がみられているという場合もあるので先入観を持たずに観察する．児が真摯に取り組んでいるにもかかわらず，うまく行かないという態度は顔の表情や他の筋肉の緊張などにも表れるので，本人が検査を嫌がっているのか見るのがつらいのか見極めが重要となる．低年齢児には特に興味のある視標の提示が望ましい．

（ⅱ）眼球運動

立位で行い，眼前 40 cm 以内に直径 5 mm の球視標を用いる．5 歳以上を対象とする．

A．滑動性追従眼球運動（smooth pursuit eye movement）：直径 20 cm の円を描くようにゆっくり視標を動かしてゆき，その動く視標をしっかり見つめて追いかけるように指示する．時計回り，反時計回りそれぞれ 2 周ずつ行う．

B．衝動性眼球運動（saccadic eye movement）：水平方向に 2 つの視標を正中線より左右それぞれ 10 cm 程度離して提示し，「赤」〜「青」などと交互に声掛けをし，言われた視標をすぐに見るように指示する．5 往復連続で行う．A，B いず

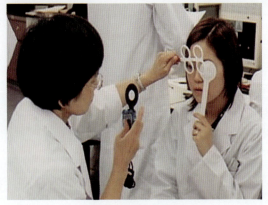

図 3. 調節効率測定

れの場合も眼球運動能力，正確性，頭の動き，体の動きの4項目それぞれについて評価する．採点基準は5段階方式で問題なしが5，全くできないが1である．「A，Bとも頭は動かさないようにという指示は行わない」とあるので自然体で検査を開始する．実際には方向によって困難さが異なる例もしばしばみられるため，必要に応じて水平，上下，斜め方向とも確認することが望ましい．さらに観察事項としては追い方の特徴（動かしている視標より先に動いてしまう，衝動性の場合は指示より先に動いてしまう，正確性の項目ではover/undershootの有無など）確認をする．また，繰り返しによる疲労現象の有無についても観察する．

衝動性眼球運動は特に「読み」に重要な役割を果たしているので通常の眼球運動検査の一部として注意して観察したい検査の1つである．

f）輻湊近点（near point of convergence：NPC）

視機能の中でも輻湊機能の低下は読みの困難さに比較的多く発生する症状の1つであり，疲労の原因となる．また，一度のみ十分可能でも持続性に乏しいために読書という時間のかかる作業になると困難さを示す例もあるので，3回以上連続による測定をし，安定性，延長の有無を観察する．複視を自覚するブレイクポイントのみでなくリカバリーポイントもできれば確認したいところである．複視を自覚せずに眼位がそれてしまう場合はそれた点を他覚的なブレイクポイントとする．

g）調節近点（near point of accommodation：NPA）

片眼ずつ測定する．明視可能なできるだけ小さい文字視標を使用し，輻湊近点同様3回以上連続して行い，ブラーポイントを測定する．安定性，延長の有無を確認する．

h）調節効率（accommodative facility）

調節機能の中で距離により，柔軟に焦点合わせを行う切り替えの能力でアコモドポリレコーダーなどを用いて行われることが多いが，ここでは機器を購入することなく行える学校スクリーニングでも用いた簡便な方法を紹介する．球面レンズ+2.00 D，-2.00 D 1枚ずつ，ストップウォッチ，調節視標（明視できる文字，単語など，6pt程度のサイズ）を準備する．片眼を遮蔽し，眼前40 cmに視標を提示，明視できているかを確認，その後+2.00 Dレンズを眼前にあて，見え方を問う．あてる前と同じくらい明視できているかを確認，ぼやけている場合はそのまま明視できるかどうか見えてくるまでしばらく待ってみる．見えてきたら，次に-2.00 Dレンズにても同様に確認する．明視とぼやけの見え方の違いを確認，理解できた後，検査を開始する．検査中ははっきり見えたらすぐに応答してもらい，すばやく次のレンズに切り替える．連続して1分間施行し，+/-両方のレンズで明視（クリア）できたときに1サイクルとする．+あるいは-どちらかのレンズのみに時間がかかる場合，反応がだんだん遅くなり持続力の低下がみられる場合など検査中の状態も記録しておくとよい．基準についてはさまざまであるが10サイクル未満の場合は問題ありと考えたほうがよい（図3）．

i）近見融像幅

プリズムバーで測定．眼前40 cmの距離に視標を提示し，複視がないことを確認後，プリズムバーを眼前にあて，度数の少ない部分から順にあてて複視の有無を確認してゆく．複視が一度出た点の値も必要だが，さらにそのまま単一視ができるかどうか促し，単一視が最大限できるところまでを

確認する.ベースイン(開散側)から始め,次にベースアウト(輻湊側)を行う.ブレイクポイントおよび直後のリカバリーポイントも測定する.融像幅がよくともブレイク後のリカバリーが極端に低下している児も読みの問題を訴えている場合にみられる(図4).

j) 通常の読み書きの状態を知るために

さらに日常に近い読み書きの状態を知るために,筆者が臨床上使用している簡便な検査方法を2点紹介する.

(i) DEM™ (Developmental Eye Movement™ Test)[20]#1

衝動性眼球運動の正確さを検査するもので,検査用紙,ストップウォッチがあれば他に特別の準備がいらず短時間で行える数字呼称課題である.標準化されたデータをもとに評価し,数値化できるので米国で広く使用されている.縦読み用(数字の数40)用紙2枚(A,B),横読み用(数字の数80)用紙1枚(C)からなり,それぞれを音読させ,読みに要した時間と読みの間違いについて記録する.6歳以上を対象とする.結果は臨床上,1.問題なし,2.言語の呼称速度に問題あり,3.眼球運動に問題あり,4.言語・眼球運動両方に問題あり,という4つのタイプに分類される.眼球運動の問題をみるには,負荷のかかった横読みの所要時間を読み飛ばし,読み直しなどの間違い数を調整後,調整後のCの所要時間をAとBの合計所要時間で割った比率によって算出する.その比率が高いほど問題ありということになる.なお日本人の年齢別平均値および標準値のデータについては三浦ら[21]が報告している.この検査は実際の数字の読み方(姿勢,距離,流暢性,発音,息継ぎ,行替え,間違い方など)を日常に近い状態で観察することができる点でも有用である(図5).

(ii) 数字視写検査#2

この検査は「書き」の実際を再現するのによく,黒板を見てノートに写す,あるいは手元の教科書や資料をノートに写すなどという場面を想定できる点で有用である.対象は6〜14歳11か月.遠見,

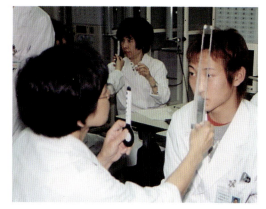

図 4. 近見プリズム融像幅測定

近見の2種類の数字の表を手元のマス目の中に同じように書き写す検査である.視写に要した時間と間違い数,自己修正数,マス目からのはみ出し数を記録する.年齢別平均値および標準偏差については奥村らが報告している[22]#2.「書く」という出力のタスクには視知覚,目と手の協応など入力から統合,表出までのすべての働きが含まれているため,視機能のみの検査として活用するわけではないが,視力,眼球運動,調節など視機能の実際を活用している状態が観察でき,また具体的な問題点(姿勢,見づらさ,写してゆく順番,利き手,鉛筆の握り,筆圧,書き順,空間のとり方など)を把握するのに役立つ(図6).

おわりに

発達障害の有無に関わらず,読みの問題をかかえている児の視機能検査の必要性と現今の一般眼科診療で可能な検査法について述べた.スクリーニング制度の実施に際しては検査方法の統一化やデータをさらに収集して日本の標準値の作成が必要である.ここで挙げた視機能検査は視覚のほんの一部でしかないが,通常の眼科検査同様,視覚情報の入力を携わる土台として問題を見逃さないように心がけたいものである.眼球のみに注意を払うことなくトータルな生活の問題として患者の声に耳を傾けてゆきたい.

近年,教育者・保護者の間では発達における視機能の重要性に関心が高まりつつある中,眼科は若干取り残されてきている感があり,保護者からの「眼科に行ったけど問題ないといって何もして

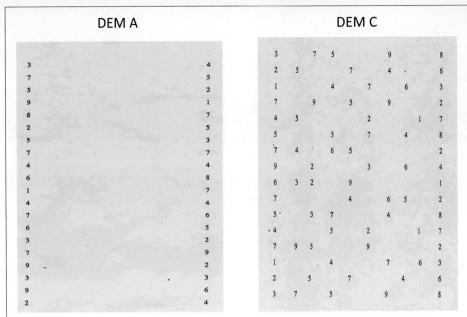

図 5.
DEM（Developmental Eye Movement Test）
（文献 20 より）

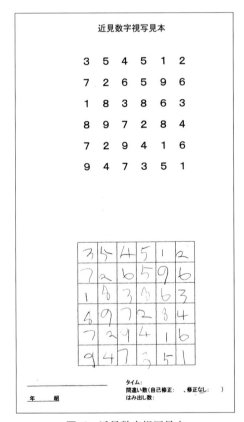

図 6. 近見数字視写見本

の効率化, グレーゾーンの選別を図るという意味では大きな役割を果たすと思われる. 発達障害, 学習障害の問題は認知, 記憶, 統合など聴覚・視覚情報処理の問題, 感覚過敏等の感覚系の問題, 協調性発達運動障害等の身体的な問題, コミュニケーションの問題と複合していることが多いので, 必要に応じ地域の他の専門機関と提携し, 発達検査や視知覚検査などの依頼や助言を仰いだりし, チームによる多角的な支援の手を伸ばしてゆくことが大切である. そのためには日頃から発達支援センターやことばの教室などとのネットワーク作りも必要である. 実際の眼科検査や非観血的な療法, 指導には視能訓練士の役割が大きいが, 視能訓練士が視覚心理, 視覚認知, 脳と身体など未習熟の分野をさらに広げ, 「ものを見る」という原点に立ったトータルな視覚のスペシャリストになってゆくことが望まれる. それには養成校のカリキュラムの拡張や視能訓練士の業務拡大も今後の課題である.

くれなかった」という声を聞くのだが, この声が少なくなることを期待したい. ここでいう視機能のケアが必ずしも本来の発達障害や学習障害の問題解決に直接つながるわけではないが, 情報収集

文 献

1) Duckman RH：The incidence of visual anomalies in a population of cerebral palsied children. J Am Optom Assoc, **50**：1013-1016, 1979.
2) Leat SJ：Reduced accommodation in children

with cerebral palsy. Ophthal Physiol Opt, **16**：385-390, 1996.
3) Woodhouse JM, Pakeman VH, Saunders KJ, et al：Visual acuity and accommodation in infants and young children with Down's Syndrome. J Intellect Disability Res, **40**：49-55, 1996.
4) Maples WC, Ficklin TW：A preliminary study of the oculomotor skills of learning disabled, gifted and normal children. J Optom Vis Dev, **20**：9-13, 1989.
5) 三浦朋子，阪上由紀子，奥村智人ほか：発達障害児における視機能低下―小児科発達外来での出現頻度―. 小児の精と神, **49**(2)：141-147, 2009.
6) Kutner M, Greenburg E, Jin Y, et al：The Health Literacy of America's Adults Results from the 2003 National Assessment of Adult Literacy. NCES 2006-483 National Center for Education Statistics
7) Lerner JW：Learning disabilities：theories, diagnosis, and teaching strategies, 9th ed. Boston, Houghron Miffin, 2003.
8) Powers MK, Morita Y, et al：Symptomatic Reading-Related Vision Problems and Their Relation to Visual Acuity Presentation at College of Optometrist in Visual Development. Las Vegas, 2015.
9) Quick Reference Guide, Care of the Patient with Learning Related Vision Problems, American Optometric Association, June, 2000.
10) Maples WC, Ficklin T：Comparison of eye movement skills between above average and below average readers. J Behav Optom, **1**：87-91, 1990.
11) Grisham David, Powers MK：Riles Phillip Visual skills of poor readers in high school. Optometry, **78**：542-549, 2007.
12) Palomo-Alvarez C, Puell MC：Accommodative function in school children with reading difficulties. Graefes Arch Clin Exp Ophthalmol, **246**(12)：1769-1774, 2008.
13) Borsting EJ, Rouse MW, Mitchell GL, et al：Validity and reliability of the revised convergence insufficiency symptom survey in children aged 9 to 18 years. Optom Vis Sci, **80**：832-838, 2003.
14) Morita Y, Toshimitsu A, et al：Measurement and Improvement of Visual Skills in Young Adults. Transaction of the Xth International Orthoptic Congress, pp. 167-170, Melbourne, 2004.
15) 大嶋有貴子，濱田恒一，神田真和ほか：読み困難を持つ児童を意識した眼科検診の取り組み. 眼臨紀, **5**(3)：266-270, 2012.
16) 大嶋有貴子，濱田恒一，庄司ふゆきほか：読み困難を持つ児童を意識した学校健診の取り組み第2報. 眼臨紀, **6**(3)：223-228, 2013.
17) Convergence Insufficiency Treatment Trial Study Group, CITTS：Randomized clinical trial of treatments for symptomatic convergence insufficiency in children. Arch Ophthalmol, **126**(10)：1336-1349, 2008.
＊Convergence Insufficiency Treatment Trial-Attention study group：http://citt-art.com
18) Powers MK, Morita Y：Prevalence of symptomatic non-strabismic binocualr problems in US and Japan schools. Advances in Strabismus：Proceedings of the Twelfth Meeting of the International Strabismological Association in Kyoto, 2016.(in press)
19) Maples WC, Ficklin TW：Interrater and test-retest reliability of pursuits and saccades. J Am Optom Assoc, **59**：549-552, 1988.
20) Garzia RP, Richman JE, Nicholson SB, et al：A new visual-verbal saccade test：the development eye movement test(DEM). J Am Optom Assoc, **61**(2)：124-135, 1990.
21) 三浦朋子，奥村智人，藤庭真也ほか：Developmental Eye Movement Test の定型発達児の学年別推移. 日本LD学会第17回大会論文集, 322-323, 2008.
22) 奥村智人，若宮英司，三浦朋子ほか：近見・遠見数字視写検査の有効性と再現性―視写に困難を示す児童のスクリーニング検査作成. LD研究, **16**(3)：323-331, 2007.

検査ツール・マニュアル入手先

#1 Developmental Eye Movement Test (DEM), Bernell, Indiana, https://www.bernell.com
#2 学習につまずく子どもの見る力 視力がよいのに見る力が弱い原因とその支援. 玉井 浩監修, 奥村智人，若宮英司編著, 明治図書出版, 2010.
#3 NSCUO oculomotor test. Santana, CA Optometric Extention Program 1995, https://www.oepf.org

特集／発達障害者(児)の眼科診療

LD, ADHD, ASD, dyslexia について

川端秀仁*

Key Words : 学習障害 (learning disabilities : LD), 注意欠陥多動性障害 (attention deficit hyperactivity disorder : ADHD), 自閉症スペクトラム (autistic spectrum disorder (s) : ASD), ディスレクシア (dyslexia), 特別支援教育 (special-needs education)

Abstract : Dyslexia (ディスレクシア) を含む LD (学習障害), ADHD (注意欠陥多動性障害), アスペルガー症候群を含む ASD (自閉症スペクトラム) は発達障害と呼ばれ脳機能の発達に関係する生まれつきの障害である.

その行動や態度は「自分勝手」とか「変わった人」と誤解されることが多いが, 親のしつけや教育の問題ではなく, 生来の脳機能の障害に起因している. 2012 年の文部科学省の調査では発達障害の出現頻度は 6.5% と高率である. その特性 (集中力が続かない, 検査への過度の恐れ, 知覚過敏など) や保護者のさまざまな事情から, 視機能の不調に対して定型発達児に比較し適切な対処がされていない場合が多い. 発達障害は小児科で診断されるが, 児への支援は関係する保護者, 教育・療育・医療機関が連携して取り組む課題である. 眼科医としても, 発達障害児のもつ特性をよく理解し視機能改善にあたることが大切である.

はじめに
― さまざまな発達の問題を抱える子どもたち ―

こんな患者さんはいませんか？
- 待合室で落ち着きがなく待っていられない.
- 周囲の音やものに気を取られ集中力が持続しない.
- 仮枠が掛けられない.
- 検査光を異常にまぶしがり眼を閉じてしまう.
- オートレフなど検査器具に顔を固定できない.
- いつも同じ手順(検査場所, 検査員, 検査順序)にこだわる.
- 視線を合わせず, 質問にも答えない.

このような患者さんは, 単にしつけられていない子どもかもしれないが, 発達障害児である場合

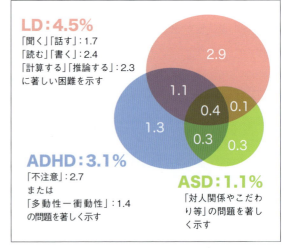

図 1.

も多い.

発達障害は, 脳機能の発達が関係する生まれつきの障害で, 発達障害者支援法(平成17年4月1

---

* Hidehito KAWABATA, 〒279-0012 浦安市入船 4-1-1-3 階 かわばた眼科, 院長

	推定値 (95%信頼区間)			
	A+B+C	A	B	C
男子	9.3%	5.9%	5.2%	1.8%
女子	3.6%	2.9%	1.0%	0.4%

A:「聞く」「話す」「読む」「書く」「計算する」「推論する」に著しい困難を示す
B:「不注意」または「多動性―衝動性」の問題を著しく示す
C:「対人関係やこだわり等」の問題を著しく示す

図 2.

支援の状況

設問「校内委員会において,現在,特別な教育的支援が必要と判断されていますか」に対する回答

	推定値 (95%信頼区間)
必要と判断されている	18.4% (16.6〜20.3%)
必要と判断されていない	79.0% (76.9〜81.1%)
不明	2.6% (1.6〜4.1%)

質問項目に対して担任教員が回答した内容から,知的発達に遅れはないものの学習面または行動面で著しい困難を示すとされた児童生徒(推定値6.5%)の受けている支援の状況の概観

	推定値 (95%信頼区間)
現在,いずれかの支援がなされている	55.1% (52.8〜57.4%)
過去,いずれかの支援がなされていた	3.1% (2.5〜3.9%)
いずれの支援もなされていない	38.6% (36.4〜40.9%)
不明	3.1% (2.1〜4.7%)

図 4.

小学校

	推定値 (95%信頼区間)			
	学習面または行動面で著しい困難を示す	A	B	C
小学校	7.7% (7.3〜8.1%)	5.7% (5.3〜6.0%)	3.5% (3.2〜3.7%)	1.3% (1.1〜1.4%)
第1学年	9.8% (8.7〜10.9%)	7.3% (6.5〜8.3%)	4.5% (3.9〜5.3%)	1.5% (1.1〜1.9%)
第2学年	8.2% (7.3〜9.2%)	6.3% (5.6〜7.1%)	3.8% (3.2〜4.5%)	1.5% (1.1〜2.0%)
第3学年	7.5% (6.6〜8.4%)	5.5% (4.8〜6.3%)	3.3% (2.8〜3.9%)	1.0% (0.7〜1.3%)
第4学年	7.8% (6.9〜8.8%)	5.8% (5.0〜6.6%)	3.5% (2.9〜4.2%)	1.2% (0.9〜1.7%)
第5学年	6.7% (5.9〜7.7%)	4.9% (4.2〜5.7%)	3.1% (2.6〜3.7%)	1.1% (0.9〜1.5%)
第6学年	6.3% (5.6〜7.2%)	4.4% (3.8〜5.1%)	2.7% (2.2〜3.3%)	1.3% (1.0〜1.7%)

中学校

	推定値 (95%信頼区間)			
	学習面または行動面で著しい困難を示す	A	B	C
中学校	4.0% (3.7〜4.5%)	2.0% (1.7〜2.3%)	2.5% (2.2〜2.8%)	0.9% (0.7〜1.1%)
第1学年	4.8% (4.1〜5.7%)	2.7% (2.2〜3.3%)	2.9% (2.4〜3.6%)	0.8% (0.6〜1.2%)
第2学年	4.1% (3.5〜4.8%)	1.9% (1.5〜2.3%)	2.7% (2.2〜3.3%)	1.0% (0.7〜1.3%)
第3学年	3.2% (2.7〜3.8%)	1.4% (1.1〜1.9%)	1.8% (1.4〜2.3%)	0.9% (0.6〜1.3%)

A:「聞く」「話す」「読む」「書く」「計算する」「推論する」に著しい困難を示す
B:「不注意」または「多動性―衝動性」の問題を著しく示す
C:「対人関係やこだわり等」の問題を著しく示す

図 3.

日施行)では以下のように規定されている.

"第二条　この法律において「発達障害」とは,自閉症,アスペルガー症候群とその他の広汎性発達障害,学習障害,注意欠陥多動性障害その他これに類する脳機能の障害であってその症状が通常低年齢において発現するものとして政令で定めるものをいう.2 …,「発達障害児」とは発達障害者のうち十八歳未満のものをいう.3　この法律において「発達支援」とは,発達障害者に対し,その心理機能の適正な発達を支援し,及び円滑な社会生活を促進するために行う発達障害の特性に対応した医療的,福祉的及び教育的援助をいう."

文部科学省が10年ぶりに平成24年2月から3月にかけて実施した「通常の学級に在籍する発達障害の可能性のある特別な教育的支援を必要とする児童生徒に関する調査結果について」[1]の調査結果を図1〜4に示す.前回調査時と変わらず発達障害者の頻度は,自閉症,アスペルガー症候群その他の広汎性発達障害(対人関係やこだわりなどの問題を著しく示すもの):1.1%,学習障害:4.5%,注意欠陥多動性障害(不注意または多動性-衝動性の問題を著しく示すもの):3.1%で,重複しているものも含め,その結果は発達障害の可能性のある小中学生が全体で6.5%(男全体の9.3%,女3.6%:図2)で,学年が上がるにつれて減少し小1では9.8%,中3では3.2%(図3)であった.アンケート調査からまだフォローされていない子どもたちの多いことがわかる(図4).

以下の文章では,「自閉症,アスペルガー症候群その他の広汎性発達障害」はASD(autistic spectrum disorder(s)),学習障害はLD(learning disorders または learning disabilities),注意欠陥多動性障害は ADHD(attention-deficit/hyperactivity disorder)と記すこととする.

発達障害は中枢神経系の機能障害であるが,その様子や行動から「だらしない」「わがまま」「怠けている」「親のしつけがなっていない」などの非難・中傷・叱責を受けることが多い.それらによって傷つき,自尊心が失われ,うつや不登校・ひきこもりなどの二次障害に発展する場合も少なくない.

発達障害者支援法の精神に則り,学校など教育現場では,障害のある幼児・児童・生徒の自立や社会参加を支援するという視点に立つ「特別支援教育」が平成 19 年 4 月から行われている.しかし医療サイドにある眼科領域ではいまだ発達障害に対する理解は低く,適切な対応がなされていない.

視覚に問題を抱える発達障害児も多く,眼科としても見過ごすことはできない.以下,本稿では LD(発達性ディスレクシアを含む)[注1],ADHD,ASD など主な発達障害児の眼科診療について概説する.眼科領域でなすべきことは何かなどについても検討した.

発達障害と視覚機能障害について

発達障害児が必ず視覚機能障害をもつわけではないし,視覚機能障害が発達障害の直接の原因ではない.しかし,楽な状態で正しく見えていなければ見ているものを適切に理解することは難しい.また,負担が大きいことは避けたいと思うことは自然である.人の視覚機能が外界認知に果たす割合は大きいと言われるが,視覚機能が上手に活用できていない場合,日常生活や学習面でさまざまな問題が生じることは想像に難くない.発達障害児の場合,視機能以外のさまざまな問題を抱えている場合も多く,視機能不良に対し正しい対処がなされていない場合が多い.

視覚機能の問題が直接視覚認知の基本能力そのものに関係することは少ないが,屈折・調節異常や弱視に起因する視力不良は学習の効率を低下させる原因となる.視覚の入力部分に相当する視機能の問題を正しく評価し適切に対処することは眼科医として視覚発達支援を行う際の第一歩である.

視覚機能は,本誌「視覚の発達について」の項で述べたように,外界の情報を取り入れる入力系である視機能(視力,屈折,調節機能,眼球運動,両眼視機能など),入力された情報を処理する視覚情報処理系である視知覚認知機能(=狭義の視覚認知:形態,空間位置関係,動きなどを認識する機能),視覚情報を運動機能(読み,書き,目と手の協応など)へ伝える出力系(以下,視覚運動協応)から成る.以下,発達障害児の視覚の状況を概説する.

発達障害児の視覚機能

当院関連施設である育視舎視覚発達支援センターの受診者(対象:2008 年 7 月~2009 年 6 月までに視覚認知検査を受けた 6~12 歳,351 名)のうち,LD,ADHD,ASD の診断がある者(LD:42 名,ADHD:33 名,ASD:111 名)について Northeastern State University College of Optometry(NSUCO)と WISC-Ⅲ による問診票の結果と基本的眼球運動と知的特性について検討した.

なお発達障害の診断はすべてそれぞれの主治医

注 1:(発達性)ディスレクシアについて
　LD には,読み,書きの障害や算数障害が含まれる.小児期に生じる特異的な読み書き障害は発達性ディスレクシアとして知られ,知的な遅れや視聴覚障害がなく十分な教育歴と本人の努力があるにもかかわらず,知的能力から期待される読字能力を獲得することに困難がある状態と定義されている.本稿ではディスレクシアは LD に含まれるものとしている.
　ディスレクシア診断の流れは以下のとおりである.まず WISC-Ⅳ など標準化された知能検査で知的機能評価を行う.認知機能のかたよりの評価のために,他の心理検査,例えば K-ABC・Rey 複雑図形模写などを行う場合もある.学習到達度を知るために標準学力検査(特に国語や算数)を行い,該当学年よりマイナス 2 学年以上の乖離があるか否かを明らかにする.さらに読み書き機能に関して「仮名のみの問題なのか」「漢字の問題なのか」「単語あるいは文章の音読書字に問題があるのか」を明らかにする.

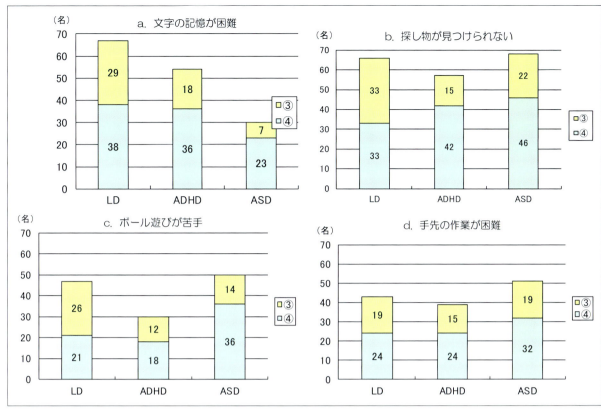

図 5. 初診時問診票の結果

によるものである．初診時問診票の結果は重複した診断名がある場合そのままカウントし，眼球運動および WISC-Ⅲ の結果は重複診断のある者に関しては LD よりも ADHD，ADHD よりも ASD を優先した．

1．初診時問診票の結果

問診票では児の困難を把握するために，全 88 項目から成る症状とその程度（5 段階評価）に関するアンケートを保護者に記入してもらい，その結果を障害種ごとにまとめた．結果は「0：ほとんどない」「1：やや当てはまる」「2：時々ある」「3：頻繁にある」「4：いつもある」のうち，症状が高頻度と考えられる，3 番と 4 番にチェックの入っている人数を合計した．図 5-a に示すように LD，ADHD では《文字を覚えることが苦手》が最も多かった．両者では LD がより多く，障害特性を反映する結果となった．図 5-b に示すように ASD，ADHD では《探し物が見つけられない》が最も多くなっており，両者では ASD がより多い結果であった．この項目について DTVP-2 の下位検査や眼球運動の検査である NSUCO など他検査との関連を検討したが，共通する傾向はみられず，視覚的な記憶やイメージ力，眼球運動などさまざまな要因が複合的に絡んでいることが推測される．また，《探し物が見つけられない》のは日常場面でもよくみられることであり，「目の前のものに気付かない」状況を目の前で見ていると「なんでこれに気付かないのか」と保護者の印象に残りやすいということを反映しているのかもしれない．図 5-c，d に示すように ASD，LD では《ボール遊びが苦手》，《手先の作業が困難》の運動に関する項目が上位に挙げられており ASD や LD の子どもたちで運動の困難さが主な問題と考えられていることがわかる．

2．視力，調節機能，眼球運動について

LD，ADHD，ASD それぞれの視力分布（%）を図 6-a〜c に示す．ただし，A：1.0 以上，B：0.9〜0.7，C：0.6〜0.3，D：0.2 以下である．LD では裸眼視力 1.0 未満の者：64%，0.3 未満の者：22.5%，ADHD では裸眼視力 1.0 未満の者：

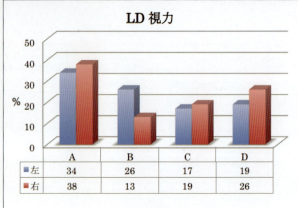
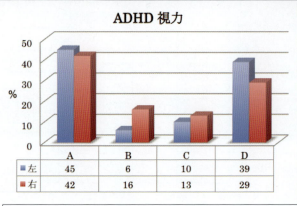
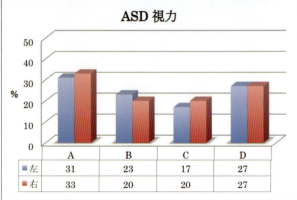

図 6. 視力

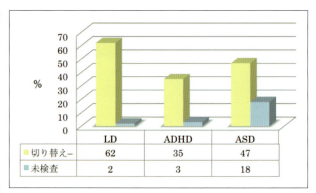

図 7. 調節効率

56.5%, 0.3 未満の者：34%, ASD では裸眼視力 1.0 未満の者：68%, 0.3 未満の者：27%であった.

平成 22 年度学校保険統計検査結果では「裸眼視力 1.0 未満の者」の割合は，小学校 29.9%,「裸眼視力 0.3 未満の者」の割合は，小学校 7.6%であり，LD, ADHD, ASD いずれも視力不良の割合が大きい.

遠近のピント切り替え（調節融通性）を，±2.00 D の調節フリッパーレンズを用いて評価した（詳細は注 2 参照）.

遠近のピント切り替え効率が減弱しているものは, LD：62%, ADHD：35%, ASD：47%と, LD で高率であった. また ASD では検査できない児が多くこれらの 18%を考慮すると 65%と高率となる（図 7）.

また従来から，発達障害児の眼球運動機能不良は多く報告されている[2)3)]が，本施設受診者においても同症状が確認された. 図 8-a に示すように NSUCO にて開発された NSUCO Oculomotor Test 法[4)]により行った追従性および衝動性の眼球運動の上手にできない児の割合は, LD でそれぞれ 49%, 30%, ADHD でそれぞれ 35%, 29%, ASD でそれぞれ 59%, 60%であり, ASD で低下が大きい. 読書に必要な衝動性眼球運動（スキャニング）機能を評価する検査として，心理学的眼球運動検査 DEM (developmental eye movement test) がある. 図 8-b に示すように，DEM 検査でも, LD, ASD で得点が低いことが確認された. NSUCO, DEM については文献 4, 5 を参照されたい. LD, ASD 群では，視力が悪いものの眼科にかかっておらず眼科的なフォローをされていないケースも多くみられた. この場合，まず視覚ト

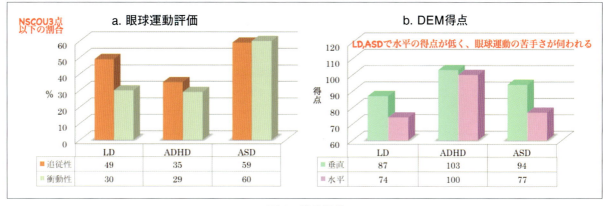

図 8. 眼球運動

レーニングということでなく,屈折異常や両眼視といった視機能の精査,それらに合わせた眼鏡の処方など,まずは眼科的なフォローが必要であると考えられる.

同センターにおける別の機会に集計した受診者データ(対象:2002年8月〜2009年3月までに視覚認知検査を受けた6〜12歳,818名)[6]では,近視や遠視など屈折異常の分布は,同年代の児童と比較し全体として大きな特徴はなく(図9),矯正されていないケースが多いことが原因と考えられる.眼位検査では,斜視が遠見で12%,近見で10%と同年代の児童と比較し多く(図10),立体視が低下しているものも57%(遠見低下:7%,近見低下:4%,低下:39%,認められない:7%)と多くみられた(図11).眼球運動機能では,注視を10秒持続できないものが16%であった(図12-a).生後6か月の乳児で注視時間は10秒程度であるとされることから,視覚認知不良の主訴を持つ児の中に注意持続が難しい児が少なからず存在していることがわかる.輻湊不全が読み書き障害に関連するとの報告もされている[7]が,輻湊が十分でないものが20%であった(図12-b).

図13に定型発達児と視覚認知不良児が簡単な

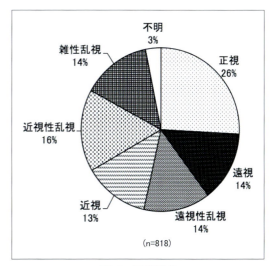

図 9. 屈折異常

図形を模写したときの模写図形と,模写時のモニター画面上での視線停留時間分布を示す.定型発達児では図形を,素早くポイントになる部分を見て全体を把握しているのに対し,視覚認知不良児では図形のポイントになる部分が把握されておらず視線の動きがランダムでしかも一部に偏っていることから,眼球運動の不良だけでなく基本図形構造の概念化ができていないことがわかる[8].1施設の結果であるが,以上のことから発達障害児は,定型発達児に比較し視力,眼位,両眼視機能,

---

注2:調節フリッパーレンズによる調節融通性検査法

調節フリッパーレンズを用いた検査は,現在でも我が国ではあまり行われていないので具体的に説明する.図14に示すように眼前に置いたプラスレンズとマイナスレンズから成る調節フリッパーレンズを交互に反転させながら,視距離30 cmに置いた近見視力表を明視する様子を観察する.60秒間で繰り返せる回数のほか,プラス,マイナスどちらでピントが合わせやすいか,合わせにくいかの様子も観察する.ピントの調節不全の場合マイナスレンズが眼前にある時ピント合わせが難しく,プラスレンズが眼前にある時ピントは合わせやすい.プラスレンズが眼前にある時ピントが合いにくい場合,調節緊張が疑われる.プラス,マイナスともピント合わせが困難な場合,調節痙攣か,調節反応不良が疑われる.30秒間での繰り返し回数の平均値は,片眼5〜6.5回 両眼3〜3.5回程度である[5].

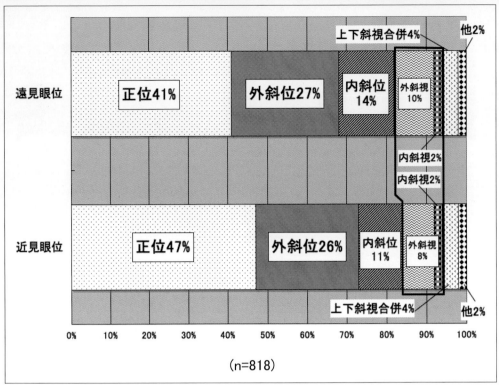

図 10. 眼位

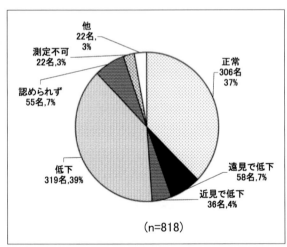

図 11. 立体視

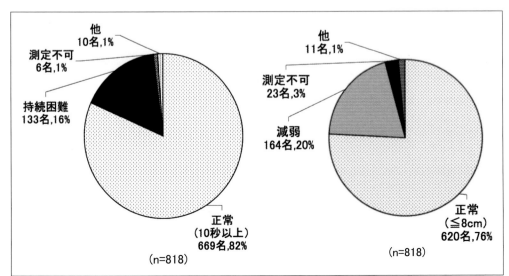

図 12.
a：注視時間
b：輻湊

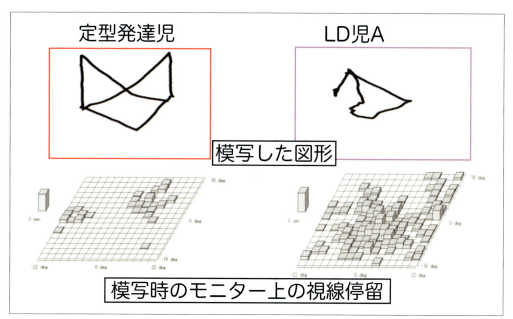

図 13. 定型発達児と視覚認知不良児が簡単な図形を模写したときの模写図形と，模写時のモニター画面上での視線停留時間分布

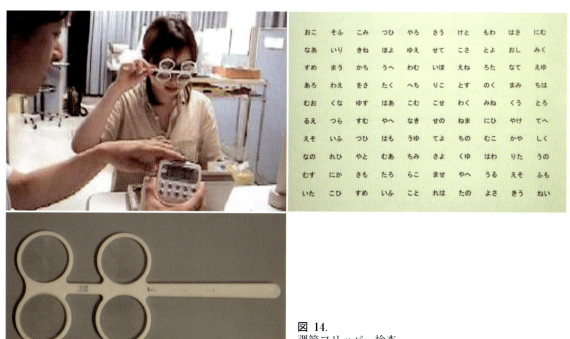

図 14. 調節フリッパー検査

眼球運動などいずれの視機能にも不調を抱えている場合が多いことが推察される．

3. 視知覚認知機能，視覚運動協応について

形態認知は，定型発達児の場合，①漠然とした全体の印象→②部分の分節化(部分の詳細把握)→③全体への再統合と進められるが，視覚認知不良児の場合(自閉症や弱視児と類似)，形態認知は，一部の狭い視野を経時的に認識していく特徴があり，①の漠然とした全体の印象をもたず，②分節化の段階から始まるため，視覚情報をまとまりとして認識する力が弱い．

1) DTVP-2 (developmental test of visual

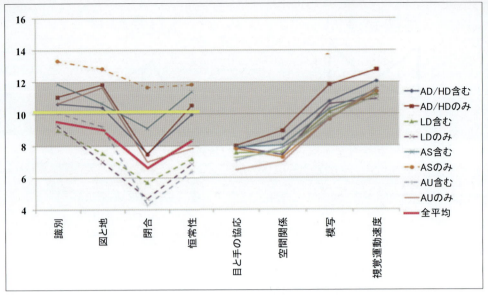

図 15. 視覚不良発達障害児の視覚情報処理機能
AD/HD は ADHD と同じ，AS は Asperger Syndrome（アスペルガー症候群），AU は Autism（自閉症）である．

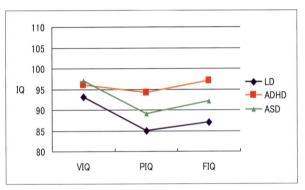

図 16. 障害種ごとの WISC-Ⅲ の各 IQ 平均値

perception 2nd edition）検査でも部分を詳細に見る図地課題・識別課題が得意で部分から全体を再構成する閉合（視覚形態完成）の項目の弱さが示されている（平成 17 年 10 月 1 日～平成 18 年 9 月 30 日の 1 年間，育視舎視覚発達支援センターを受診した視覚に問題を抱える発達障害児小学生 391 名，中学生 51 名のデータ）．目と手の協応能力を評価する視覚運動速度や点結び課題である空間関係の項目が低下しており発達性協調運動障害の合併が多いこともうかがわせる（図 15）．

2）WISC-Ⅲ の結果から：障害種ごとの WISC-Ⅲ の各 IQ を図 16 に示す．

育視舎視覚発達支援センターには何らかの視覚的困難があることで受診しているケースが多く，どの障害種でも言語性 IQ（Verbal IQ：VIQ）

が相対的に高く，動作性 IQ（Performance IQ：PIQ）に落ち込みがみられるのは当然の結果であろう．当センター受診者では全 IQ（Full IQ：FIQ）は ADHD が最も高く，LD が最も低い結果であった．ADHD では VIQ と PIQ 間の差があまりなかった．ADHD 群の特徴として，能力間のバラつきはあまりないもののさまざまな問題が出てきやすいことが考えられる．

支援の考え方

支援にあたっては，眼鏡処方，結膜炎，睫毛内反治療などの眼科的問題が解決されていることを前提とする．

まず，視覚支援の初期トレーニングは，注意関心のコントロールを目的として注視，追視，視覚的探索の練習を行う．左右概念が定着していない場合，左右概念を培う支援，次に左右手足のコントロールを円滑に行うための身体バランス・コントロールのトレーニングを行う．原始反射に起因する連合運動が遷延している場合これを除去するようなトレーニングを行う場合もある．これらに併せて視覚認知への支援を行う．

手先との協応を含む視知覚と手先の巧緻性を含まない視知覚でそれぞれ支援方法が異なる．具体的方法は成書[9)～14)]を参照してほしい．

LDではPIQの低さに反映されるような視覚認知能力の落ち込み，眼球運動の面で苦手さがあるケースが多く，全体的な「見る」力を育てるビジョントレーニングが必要なケースが多いと考えられる．

　ADHDでは視覚的な問題を疑われて来所しているが，視覚認知能力や視機能に問題のあるケースは少ない傾向がみられた．ADHD群では不注意や衝動性といった症状，もしくはワーキングメモリーやプランニングなど前頭葉機能の働きが学習に影響していることが多いのではないかと考えられる．これに関しては，DN-CASなどの心理検査や神経心理学的検査を用いたさらなる検討が必要である．

　ASDではLDやADHDを重複しているケースも多く，問題もさまざまある．ASDの場合は視力が良くないケースが多く，まずは眼科を受診し，屈折異常や調節機能，両眼視機能などの視機能に問題がないかをチェックする必要がある．また，眼球運動に困難のあるケースも多く，読み書きに影響を及ぼしている場合が多いのではないかと考えられる．

　さらに子どもたちの支援において，①教材の拡大（拡大教科書，iPadなどの利用も），②文字，図のコントラスト，色をはっきりとさせる，③内容を単純化したり，配置を工夫する，④読み上げ，ハイライトなどの読書介助機能付き教材（Daisyなど）や，音声レコーダー，タイピング（ワープロ）などを利用させる，など見る力を十分発揮できる環境を整備していくことも重要である．

まとめ

　本文でも述べているが，視覚不良の発達障害児が学習不振を主訴にまず眼科を受診する場合も多い．眼科領域でも発達障害や視覚認知不良に対する関心は次第に高まり，眼科学会のテーマに取り上げられるようになってきたが，いまだ発達障害に対する理解は低く，視力良好であるが視覚機能不良な子どもたちに適切な対応がなされているとはいえない．視覚認知障害児は複数の発達課題や他の発達障害を併発していることが多い．視覚発達に関する検査を実施しないまま眼科医が異常なしと診断し，視覚の発達検査等によって何らかの支援に結びつく可能性を断ち切ることはあってはならない．問診・主訴から問題点を把握して，詳細は視覚の検査ができる眼科や発達小児科につなぐことが大切である．発達障害の診断は，児童精神科医や専門の小児科医（発達障害の診療を行っている小児神経専門医など）が行い，日常の児への支援は療育機関や教育機関，自宅で行われる．学校など教育現場では「特別支援教育」が行われており，特別教育支援士のカリキュラムにも視覚認知障害の項目が入れられている．専門家（発達を専門とする医師・視能訓練士・臨床心理士・作業療法士・言語聴覚士・特別支援教育士等）により，それぞれの児のもつ個々の課題に応じてトータルなトレーニングや教育がなされるのが理想的である．このように発達障害児への支援は，児に関係する教育，療育機関・医療各科が連携してあたる必要があるが，このような連携は，残念ながら現在十分に構築されているとは言えない．より多くの視覚支援ができる人材を養成し，支援の核となる場所づくりが急務である．

文　献

1) 「通常の学級に在籍する発達障害の可能性のある特別な教育的支援を必要とする児童生徒に関する調査結果について」（文部科学省2012年12月5日）
   Summary　我が国の発達障害児の現状を把握する意味で一読しておきたい文献である．
2) Fukushima J, Tanaka S, Williams JD, et al：Voluntary control of saccadic and smooth-pursuit eye movements in children with learning disorders. Brain Dev, 27：579-588, 2005.
3) Rayner K：Eye movements in reading and information processing：20 years of research. Psychol Bull, 124(3)：372-422, 1998.
4) Maples WC, Atchley J, Ficklin T：Northeastern State University College of Optometry' Oculomo-

tor norms. J Behav Optom, **3**：143-150, 1992.
5) Mitchell M, Scheiman OD：Optometric clinical practice guideline「pediatric eye and vision examination」：American Optometric Association p. 10, 2002
6) 川端秀仁：視覚認知に問題のある LD（Learning Disorders Learning Disabilities）児への対応：発達障害, LD, 視覚認知, 眼科. 日ロービジョン会誌, **10**：31-38, 2010.
7) Borsting EJ, Rouse MW, Mitchell GL, et al：Validity and Reliability of the Revised Convergence Insufficiency Symptom Survey in Children Aged 9 to 18 Years. Optom Vis Sci, **80**：832-838, 2003.
8) 石井　仁, 飯塚慎一, 簗田明教ほか：軽度発達障害児における形態模写過程の基礎的解析. 電子情報通信学会技術研究報告書, **106**：104-131, 2006.
9) リサ A カーツ：発達障害の子どもの視知覚認識問題への対処法（川端秀仁 監, 泉　流星 訳）, 東京書籍, pp. 17-21, 2010.
10) 奥村智仁：学習につまずく子どもの見る力, 明治図書出版, 2010.
11) 奥村智仁：教室・家庭でできる見る力サポート＆トレーニング, 中央法規出版, 2011.
12) 北出勝也：学ぶことが大好きになるビジョントレーニング 2, 図書文化社, 2012.
13) 内藤貴雄：子どもが伸びる魔法のビジョントレーニング, 日刊スポーツ出版社, 2010.
14) 本多和子：発達障害のある子どもの視覚認知トレーニング, 学研教育出版, 2012.

Summary　文献 9〜14 は各障害または問題点に対して具体的な対処方法がそれぞれ示されていて, 診療の参考になる.

特集/発達障害者(児)の眼科診療

Down症候群の眼科診療

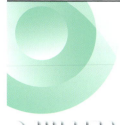

羅　錦營*

Key Words : Down症候群(Down syndrome)，視神経乳頭形成不全(optic disc dysplasia)，上斜筋異常(superior oblique muscle anomaly)，眼性斜頸(ocular wryneck)，光干渉断層計(optical coherence tomography : OCT)

Abstract : 眼科診療を始める前に，Down症候群を取り巻く療育環境を，告知，合併症，早期療育，進学自立などについて簡単に解説し，また全身的疾患として骨・筋系，内科，耳鼻科，口腔・歯科，皮膚科，早期老化などについても解説した．
眼科的疾患：
　①外眼部疾患の診療：眼瞼の瞼板低形成のため，特徴ある睫毛内反症のケア．
　②機能的疾患の診療：自験例150例300眼の屈折検査では，遠視152眼，近視80眼，雑性乱視48眼，正視20眼であった．屈折異常の矯正は本症の治療と視力改善には大切である．内斜視，部分的調節性内斜視，下斜筋過動症，上斜筋異常による眼性斜頸が多い．間欠性外斜視もみられる．眼性斜頸は筋性斜頸，環軸椎脱臼との鑑別診断が必要である．
　③角膜炎，円錐角膜，白内障のケアが必要である．
　④眼底異常の診療．
特徴として：視神経乳頭形成不全を伴う血管の分岐・数・配置の異常，乳頭コーヌス，網膜脈絡膜萎縮，黄斑部輪状反射の低下．
OCT計測結果：前眼部による計測では角膜全例が薄く計測されている．視神経乳頭周囲の網膜厚さ，網膜中心窩の厚さ，網膜内層の神経節細胞複合(GCC)の計測では特徴ある形を示し，厚くなっている．

はじめに

　Down症候群の眼科診療を始める前に，Down症候群の名前はよく知られているが，どんな状態か，育児や将来の見通しについて意外と知らない人も多い．眼科的専門診療に入る前に包括的な知識および理解があると本症の取り扱いおよび当事者と保護者との接し方が容易になるため，理解度を深めていきたい簡単なまとめを先に述べることにした．また，眼科疾患の種類と取り扱い方は，昔から知られている一般的ケアから，最近の専門的ケアと治療まで解説する．

Down症候群を取り巻く療育環境を理解するために[1]

1．生まれてすぐに告知されるか？

　出生後1か月ほどで診断されることが多い．染色体検査ですぐに結果が出るため，他の知的障害と比べて告知タイミングは非常に早いという特徴がある．親がDown症候群について受け入れるには，時間がかかる．親へのサポートと支援も大切

---
* Kinei RA，〒422-8067　静岡市駿河区南町14-25 エスパティオ2階201-H クリニックモール内　ら(羅)眼科，院長

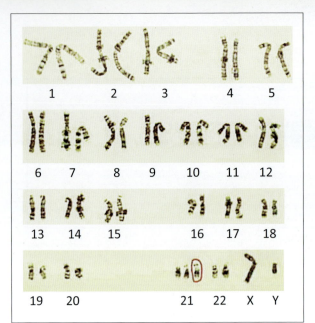

図 1. 染色体検査 G-Band 所見，21 trisomy(47，XY，＋21)核型

である．

2．必ず合併症があるのか？

合併症は必ず起こるわけではない．また，Down 症に特有の合併症はない．先天性の疾患としてよく知られているものの一部が，Down 症でやや多くみられる．どんどん赤ちゃんに語りかけて触れ合い，コミュニケーションを取ることが大切である．

3．早期療育は開始が遅れたらムダか？

いつでも，思い立った時が始め時．遅すぎるということはない．子どものそのときの発達状態に合わせた働きかけを工夫すること．言葉を話すのは遅れることもあるが，一般に理解は早く進む．言葉だけに頼らず，コミュニケーションを豊かにすることが必要である．

4．進学できる学校は限られているか，また自立は？

保育所や幼稚園での統合保育が進んでいる．小・中学校の状況は地域差があり，統合教育または特別支援校の進学が多い．思春期になると，学校の勉強を親に教えてもらうのを嫌がる子どももいる．見守るなどの対応も必要である．日常動作や家事手伝いなど，できるようになるまで少し時間がかかるが，少しずつ，根気よく繰り返し教えることに尽きる．就労の場は少しずつ増えているが，完全な経済的自立はまだ難しい状況である．支援制度を上手に活用することも大切である．

眼科疾患以外に多い全身的疾患[1]

Down 症の原因は 21 番染色体の過剰である(図 1)．21 番染色体が過剰に存在するということが，多くの医学的特徴を引き起こす．

1．骨・筋系

a) 頭部・顔面

頭の形態は短頭であり，後頭部が扁平である．上顎骨の形成不全があり，口蓋が狭く口腔が小さめとなる．

b) 頸椎関節発育不全

第 1 頸椎と第 2 頸椎の発育が遅れるため，環軸椎脱臼による四肢麻痺や歩行障害のような頸椎神経症状が出ることがある．

c) 側弯症

胸部あるいは腰部の側弯症が 6％にみられる．

d) 筋緊張低下

筋肉の緊張が低いため，乳幼児期には体が柔らかく，くにゃくにゃする．成人しても筋力は弱い傾向にある．

2．内科的疾患

a) 感染症にかかりやすい

免疫不全や合併症のために気管支炎，肺炎にかかりやすく，総じて体力がない．

b) 白血病

罹患率は一般の人よりも高い．

c) 先天性心疾患

30～40％に先天性心臓疾患がある．先天性心室中隔欠損，心内膜欠損症，動脈管開存症など乳幼児期に治療されているが，成人期になってもその健康管理は引き続き重要である．

d) 消化器系の先天異常

巨大結腸症のほかに十二指腸閉鎖，幽門狭窄，鎖肛，食道閉鎖などは新生児時期に治療することが多い．B 型肝炎が多いといわれている．

表 1. 高度近視症例の屈折度と矯正視力(文献4より)

症例	年齢	性	屈折度 右	屈折度 左	矯正視力 右	矯正視力 左	染色体異常
1	2	男	−4 E	−10	不能		21T
2	3	男	−7	−7.5	不能		translocation (14q, 21q)
3	7	男	−5 −8.5 10°	−9.25 −5 30°	0.3	0.3	21T
4	8	女	+0.25 +1.5	−12 −9	0.3	0.05	21T
5	9	女	−13 −9	−10 −8.5 15°	不能		21T
6	10	男	−8.25 +5.5 70°	−2.25 E	0.5	0.5	21T
7	11	女	−15 −9	−15 −8	0.4	0.4	21T
8	13	男	−17 −13.5	−13.5 −12.25 20°	0.3	0.3	21T
9	15	女	−7	−4	0.3	0.5	21T

e)糖尿病・甲状腺機能異常

肥満傾向のDown症は糖尿病に罹患しやすく注意が必要である.甲状腺機能低下または亢進も思春期以降かかりやすい疾患である.

3. 耳鼻科的疾患

慢性鼻炎,副鼻腔炎,中耳炎などにかかりやすく,また,聴覚障害の頻度も高いので注意する必要がある.

4. 口腔・歯科的疾患

口蓋が高く,舌が厚く動きが緩慢である.アデノイド肥厚や鼻炎などのために口を開けて口呼吸をしている人が多くみられる.歯の疾患として欠損歯,過剰歯,う歯,歯肉炎などが多い.

5. 皮膚科疾患

皮膚は乾燥しやすく,湿疹ができやすい傾向にある.毛髪はまばらであり,円形脱毛症が高頻度にみられる.

6. 早期老化

Down症者は他の知的障害者と比べると老化が早いといわれている.その原因は明らかではないが,21番染色体の異常が免疫や代謝などの障害を引き起こすことが老化と関係しているのではないか.また,21番染色体にはアミロイド蛋白前駆体の遺伝子があり,早期老化との関連が示唆される.30歳を過ぎた脳の病理所見として,老人斑,アルツハイマー神経原線維変化が認められ,アルツハイマー病に罹患しやすいといわれている.

眼科的疾患[2)3)]

外眼部:眼瞼炎,結膜炎,角膜炎,流涙,鼻涙管閉塞症,睫毛内反症,眼瞼下垂,内眼角贅皮.

中間透光体:円錐角膜,白内障,緑内障.

眼底異常:眼底の視神経乳頭形成異常,黄斑部の異形性,光干渉断層計(OCT)の異常.

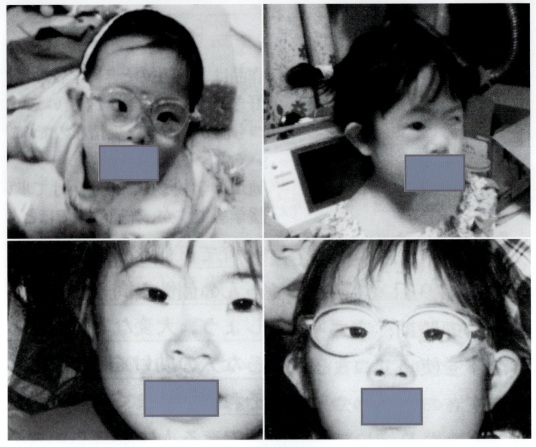

a	b
c	d

図 2. 部分調節性内斜視の治療例　早期の眼鏡装用と 4 歳時の手術(患者親提供)
　　a：1 歳 2 か月で眼鏡を装着
　　b：2 歳で左眼が隠れて見えない．
　　c，d：術後 2 週間で浮腫もなく正位になった．

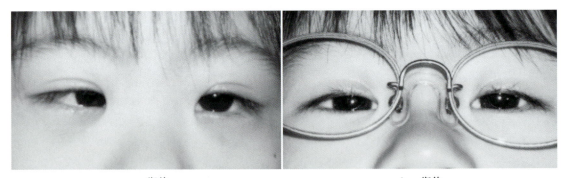

　　　　a．術前　　　　　　　　　　　　　　b．術後
図 3. 4 歳児で両眼内直筋減弱術，下斜筋減弱術，両上内反症整復術前後の所見

機能的疾患：斜視，眼球振盪，弱視，近視性乱視，遠視性乱視などの早期発見・早期治療以外に屈折異常は眼鏡装用が必要である．

1. 外眼部疾患の診療

独特な顔面頭蓋のため，眼瞼の瞼板低形成をきたし，眼瞼の内側 1/4 が特に弱い支持組織のため，特徴ある睫毛内反症をきたす．角膜炎と流涙は必発である．一般眼科的点眼薬は効かず，眼軟膏を少量の点眼で効くことが多い．睫毛内反症，眼瞼下垂，内眼角贅皮は手術の適応であるが，本症の特徴をなくすような手術は好まれていない．

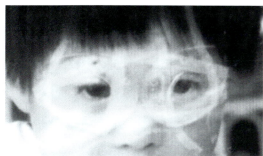
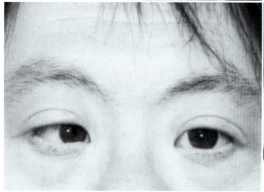
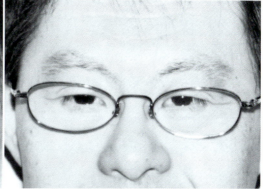

図4.
内斜視5歳術直後の保護透明眼帯．同一患者42歳時の内斜視局所麻酔前後の所見
　a：5歳時．術直後
　b：42歳時．局所麻酔前
　c：42歳時．局所麻酔後

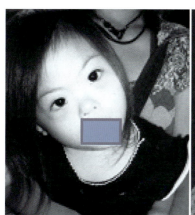
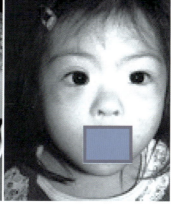

図5.
2歳Down症にみられる左先天上斜筋麻痺
術中に上斜筋の付着異常．aは術前の斜頸を示す．bは左眼の上斜筋手術後に正位化と斜頸消失の状態を示す．

2. 機能的疾患の診療

a）自験例150例の統計からみる屈折異常[4]

本症は昔から近視と斜乱視が多いとされていた．自験例150例の統計から染色体分析で確定したDown症候群：21 trisomy 146名，転座型3名，モザイク型1名；男子87名，女子63名，計150名300眼である．

年齢的分布は5歳以下67名，5歳以上83名で，眼底撮影成功は45名であった．

屈折検査の結果は遠視152眼，近視80眼，雑性乱視48眼，正視20眼であった．

強弱主径線の平均で3.0 D以上の近視は53眼17.7％，6.25 D以上の強度近視は21眼7％を占めた．小児では遠視が多いが，近視の度数からみると強度近視になる確率が高い．

屈折異常の矯正は本症の治療と視力改善には大切である．

表1は強度近視例の度数と矯正視力を具体的に示す．

眼鏡は耳と鼻の異常により装用しにくいことがあり，特殊バンドの使用と鼻パッドで解決できることが多い．調節性内斜視ないし部分的調節性内斜視の治療には有用である．

図2は部分調節性内斜視の治療例である．早期の眼鏡装用と4歳時の手術結果を示す．

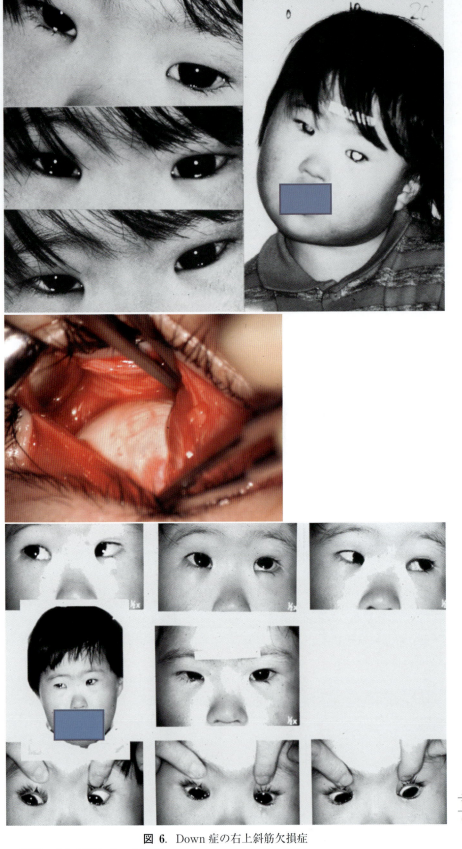

図 6. Down 症の右上斜筋欠損症

a：術前．右上斜視と左への斜頸
b：術中．上斜筋の欠損．上斜筋付着部がみつからない．上直筋をはずして広範囲に調べた．
c：術後．眼位と頭位の改善

b）斜視および眼振

斜視は内斜視，部分的調節性内斜視，下斜筋過動症，上斜筋異常または麻痺による眼性斜頸が多い．間欠性外斜視もみられる．眼性斜頸は筋性斜頸または本症に多い環軸椎脱臼との鑑別診断のため，整形外科との連携は必須である．頭蓋顔面異常症の斜視には外眼筋の数的異常または付着異常はよく知られているため，本症の治療にあたり先天異常のことに注意したほうがよい[5)6)]．

具体的な治療例の所見を図3～6に示す．図3は内斜視の治療例．図4は内斜視の37年間の経過観察例．図5は上斜筋の鼻側付着異常による眼性斜頸の治療改善例．図6は上斜筋欠損例の術前眼位頭位異常，術中の上斜筋欠損写真，術後の眼位と頭位改善を示す[6)]．

本症の斜視の治療は専門性が高いため，慣れている術者に紹介することが必要である．

眼振は特徴がある．本症の眼振は乳幼児期発症が多いため，検査しにくいこともあり，記載が少ないが，両眼の所見の違いが多い．弱視または視力障害の原因になることが多いが積極的な手術治療は行われていない．記録実例を図7と図8に示す．

3．中間透光体の疾患診療

角膜炎は睫毛内反症のため多発している．治療は点眼と眼軟膏の併用が必要である．睫毛内反症の治療は強度の場合に限って手術選択の適応である．円錐角膜は年長児に多く，先天的に角膜の厚さが正常より薄いため，または機械的刺激のために発生する．

図9は前眼部光干渉断層計（OCT）による計測である．正常児に比べて全例が薄く計測されている．

白内障の治療：点状白内障は10歳前後からよくみられる．代謝異常または退化現象の所見であるが，進行は遅く，白内障の手術になることは少ないが，急激な行動障害または視力障害による異常行動の早期発見で見つけ出すことが多い．手術によって改善することが多い．図10は内斜視が白内障の手術後に軽快した症例を示す．白内障進行のため眼内レンズ挿入術を施行し，調節性と思われる斜視が正位になる（図11）．

図12は術前検査としての網膜電位図（ERG），図13は視覚誘発電位（VEP）を示す．

4．眼底異常の診療

本症は昔から網脈絡膜萎縮のような眼底が多く

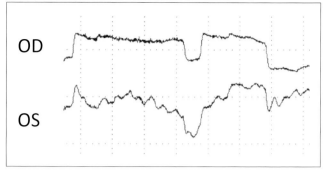

図7．8歳 Down 症の眼球振動図（ENG）
正面注視時自発眼振

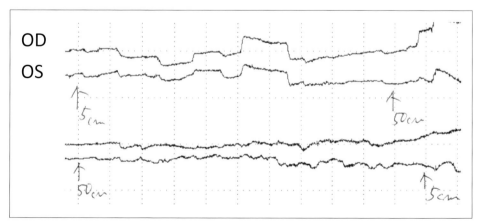

図8．
眼球振動 Down 児の輻湊・開散 ENG 記録
図7と同症例．輻湊と開散および調節系はうまくいかない所見を示す．
上段5cm：眼前5cmから50cmまでの開散検査
下段：輻湊検査50cmから眼前5cmまで

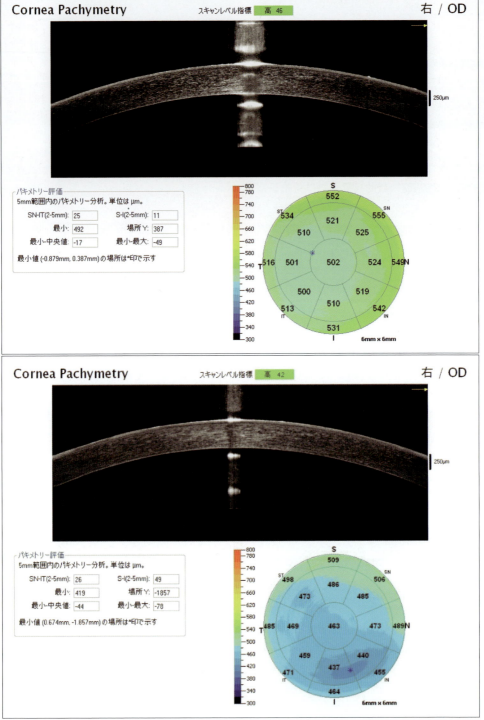

図 9. 前眼部光干渉断層計(OCT)による角膜厚計測
a．Control　4歳，女児　　b．Down症候群　4歳，男児
正常より薄く計測されている．

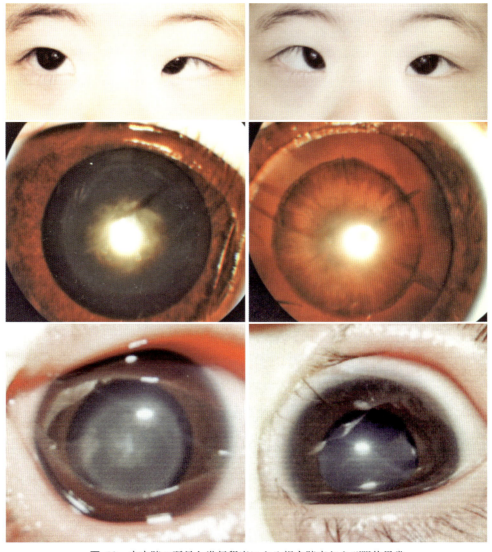

図 10. 白内障の所見と進行程度による視力障害および眼位異常
a, b：5歳初診時. 眼位内斜視
c, d：両眼先天白内障
e, f：8歳時. 視力低下と白内障進行のため, 眼内レンズ挿入術となった.

認められた[4)7)]．近視性変化によることが多いが，そうではない原因についても近年の研究で動物モデル[8)]とOCT検査[9)10)]で解明されつつある．

Down症にみられる眼底所見の特徴として，①視神経乳頭形成不全を伴う血管の分岐・数・配置の異常，②視神経低形成を伴う乳頭コーヌス（輪状・下方・鼻側・耳側），③網膜脈絡膜萎縮，④黄斑部輪状反射の低下，などを挙げることができる．図14は各種の所見を示す．図15は乳頭を横切る血管の数の正常者との違いを示す．

脈管形成期の異常を示す結果である[7)]．

OCTによる本症の計測結果については，フランス2013年[8)]とアメリカ2015年の論文[9)]があるのみで，日本では筆者が2015年の学会で多数例（80例）の報告をした[10)]．視神経乳頭周囲の網膜の厚さ（ONH）は正常人より厚く計測されている（図16）．網膜中心窩の厚さも厚く計測されている（図17）．網膜内層の神経節細胞複合（ganglion cell complex：GCC）の計測では特徴ある形を示し（図18），厚くなっている．以上の所見をまとめると図

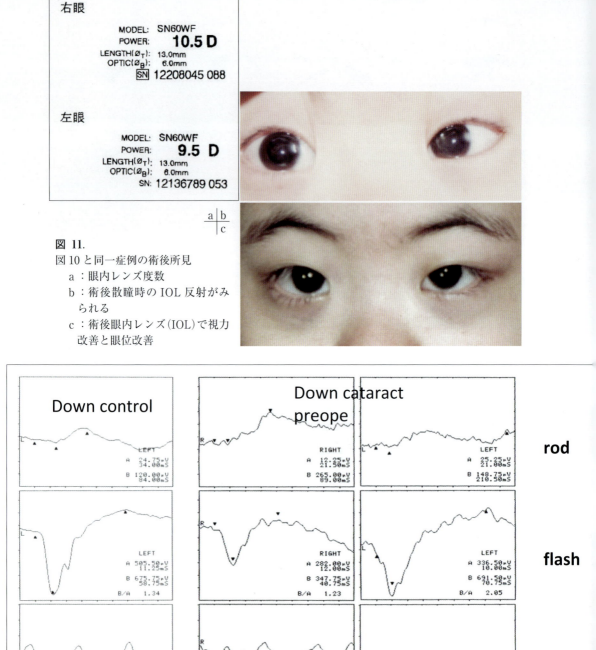

図 11.
図10と同一症例の術後所見
　a：眼内レンズ度数
　b：術後散瞳時のIOL反射がみられる
　c：術後眼内レンズ(IOL)で視力改善と眼位改善

図 12. 白内障術前暗順応と明順応網膜電位(ERG)
　　　明順応の反応低下がみられた.

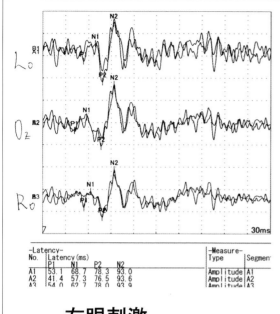

右眼刺激

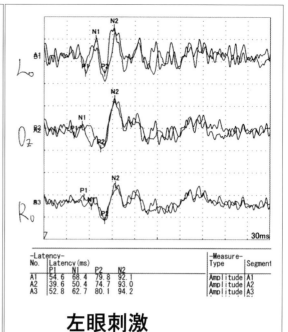

左眼刺激

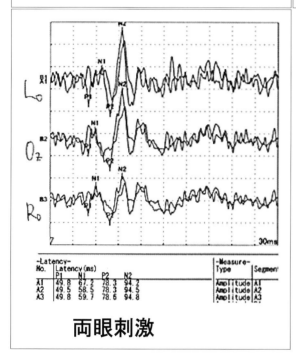

両眼刺激

図 13.
術前　視覚誘発電位図　Flash VEP
右眼と左眼刺激では大差なく両眼刺激の加重現象はない．
Lo：左後頭部 VEP
Ro：右後頭部 VEP
Oz：後頭部中央 VEP

19 のグラフになる．これらの所見は本症の視力障害に寄与する所見と思われる．

文　献

1) Cohen WI：Health care guidelines for individuals with Down syndrome-1999 revison, In Down syndrome vision for the 21st century eded by Cohen WI, Nadel L, Madnick ME Wiley-Liss, pp. 227-245, 2002.
2) 後藤　晋, 有本秀樹：心身障害児童・生徒の眼疾患　―障害児・者の眼科医療　その1―. 日本の眼科, **64**：657-662, 1993.
3) 富田　香, 釣井ひとみほか：Down 症候群小児 304 例の眼所見. 日眼会誌, **117**：749-760, 2013.
4) 羅　錦營, 丸尾敏夫：Down 症候群の網膜脈絡膜萎縮. 厚生省特定疾患網膜脈絡膜萎縮症調査研究班, 昭和 55 年度研究報告書, 15-17, 1981.

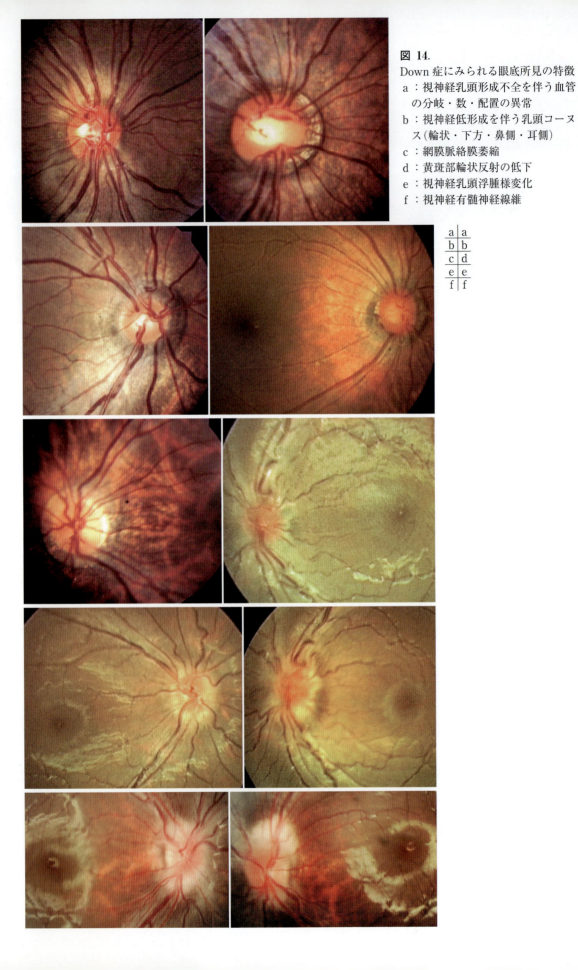

図 14.
Down症にみられる眼底所見の特徴
a：視神経乳頭形成不全を伴う血管の分岐・数・配置の異常
b：視神経低形成を伴う乳頭コーヌス（輪状・下方・鼻側・耳側）
c：網膜脈絡膜萎縮
d：黄斑部輪状反射の低下
e：視神経乳頭浮腫様変化
f：視神経有髄神経線維

a	a
b	b
c	d
e	e
f	f

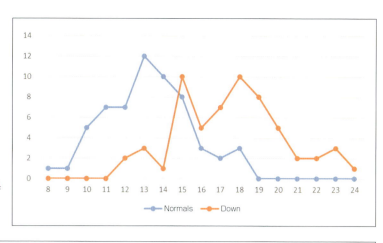

図 15.
乳頭を横切る血管数
n = 60
Normal = 8〜18（平均 13）S.D. ± 2.3
Down = 12〜24（平均 17.2）S.D. ± 2.4
p < 0.01

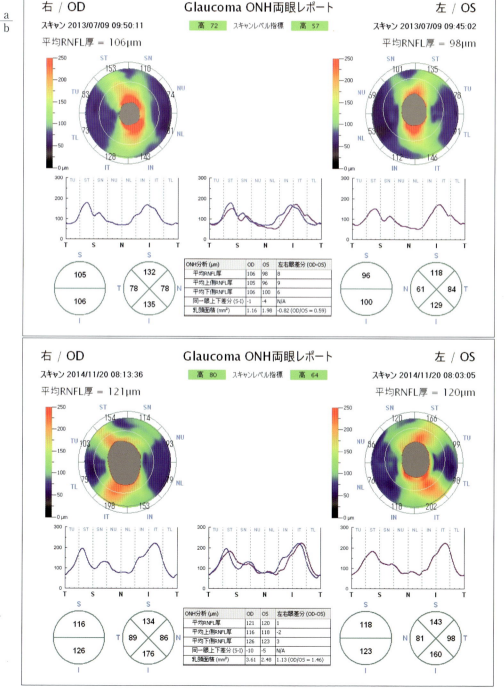

図 16.
ONH（視神経乳頭）
a．Control 5歳，女児
b．Down 症候群 5歳，男児

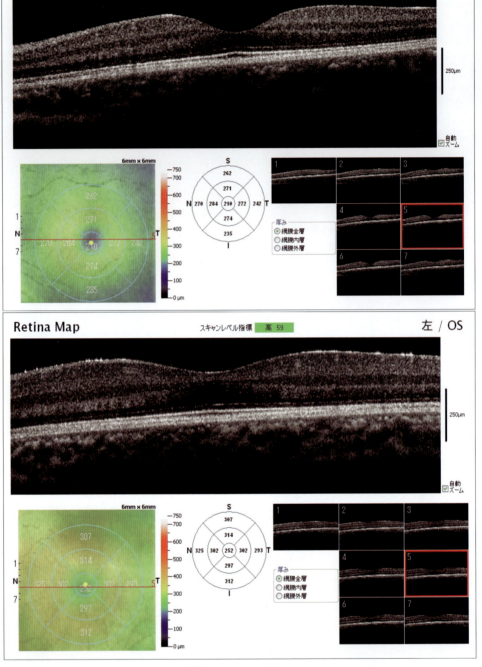

図 17. Macula Map
　　a．Control　3 歳，女児　　b．Down 症候群　3 歳，女児
網膜黄斑部の水平断層図(10 層)．中央の凹み部分は正常者と比べて凹みが足りなく厚く撮影されている．計測数字もコントロールでは 210 ミクロンに対して Down 症では 252 ミクロンと全般的に厚くなっている．

5) 羅　錦營：先天性上斜筋付着部異常について．眼臨，**84**(4)：807-810，1990．
6) 羅　錦營，中村桂三：Down 症候群に見られた上斜筋欠損症の 1 例．眼臨，**81**(5)：1312-1315，1987．
7) Parsa C F, Almer Z：Supranumerary optic disc vessels may indicate reduced systemic angiogenesis in Down syndrome. Br J Ophthalmol, **92**：432-433, 2008.

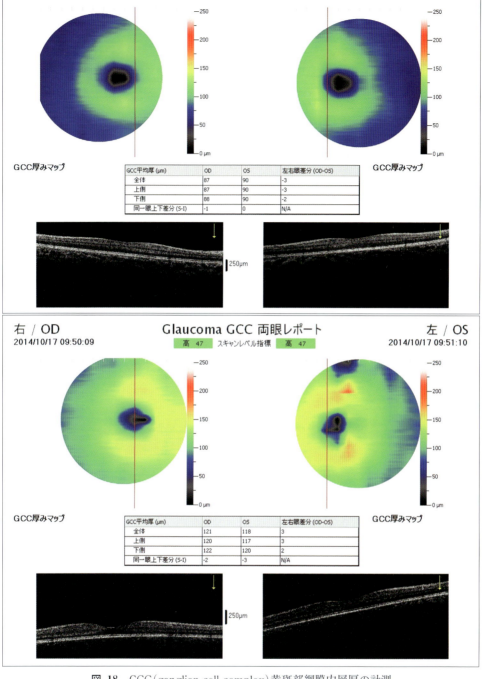

図 18. GCC(ganglion cell complex)黄斑部網膜内層厚の計測
a. Control 4歳, 女児　b. Down症候群 4歳, 男児
GCC 神経節細胞複合体は網膜内層にある神経線維層, 神経節細胞層, 内網状層の3つの層の積算厚である. 正常 87,90 ミクロンから 121,118 ミクロンの厚さを呈する. Down 症ではドーナツ型の黄色い部分が全体的に厚くなっているのが特徴である.

8) Laguna A, Barallobre MJ, Marchena MA, et al：Triplication of DYRK1A causes retinal structural and functional alterations in Down syndrome. Hum Mol Genet, **22**(14)：2775-2784, 2013.

9) O'Brien S, Wang J, Smith HA, et al：Macular structural characteristics in children with Down

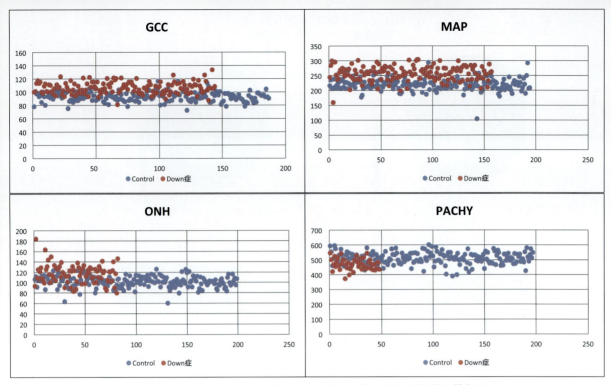

図 19. 21 Trisomy 80 名と正常 control 群 100 名の OCT 計測値の散布図
OCT の各種測定値の実測値を示す．角膜厚(PACHY)が薄い以外に，視神経乳頭周囲神経線維厚(ONH)，黄斑部中央陥凹厚(MAP)，黄斑部網膜内層厚(GCC)は Down 症のほうが厚くなっている．

syndrome. Graefes Arch Clin Exp Ophthalmol, **253**：2317-2323, 2015.
10) 羅　錦営，黒崎祥平，森　啓太：ダウン症候群の OCT 所見の研究．第 119 回日本眼科学会総会(札幌市)講演抄録，日眼会誌, **119**：293, 2015.

特集／発達障害者(児)の眼科診療

重症心身障害者(児)の眼科診療

唐木　剛*

Key Words : 重症心身障害児(severely multiple handicapped children), 中枢性視覚障害(cerebral visual disturbance), 眼球偏位(freezed seeing), アイコンタクト(eye contact), コミュニケーション(communication), 姿勢(posture)

Abstract : 重症心身障害者(児)の中には視線が合わない者がかなりの頻度でみられ, アイコンタクトによるコミュニケーションがうまくいかず, 育児・診療・療育・教育などに大きな影響を及ぼしている. このことを関係者に広く周知することが重要である. 脳波異常・脳性まひ・発達の遅れがある症例に認められる中枢性視覚障害で, そのほとんどが脳の中の異常により, 視覚の解析系の処理が中断されることに起因すると考えられる. 我々はこの中断のサインである眼球偏位を理解し, 眼球偏位の起きにくい条件を満たした環境で, 眼球偏位のない時にアイコンタクトによるコミュニケーションを取る必要がある. このことを重症心身障害者(児)の育児・診療・療育・教育関係者が周知し, 対応方法が広く普及するべく, 眼科医が中心になってシステムを構築することの重要性を喚起したい.

はじめに

発達障害児の多くは視線を逸らすことはあっても, 周りから見て対象児がものを見ていることを容易に確認できる. ところが重症心身障害者(児)(以下, 重心)の中には視線が合わない者がかなりの頻度でみられ, アイコンタクトによるコミュニケーションがうまくいかず, 育児・診療・療育・教育などに大きな影響を及ぼしている. このことを関係者に広く周知することが重要である.

中枢性視覚障害

図1に視覚が生じる過程を示した. 眼球で外界の画像を取り込んで視神経を介して脳へ送る伝達系と, 届いた画像を解析して情報を取り出し過去の記憶や他の感覚器からの情報を加味して作り出

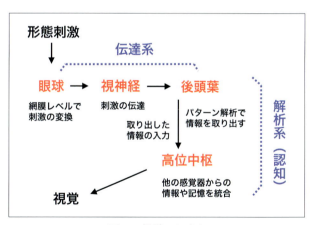

図 1. 視覚のしくみ

される感覚が視覚である(解析系). 眼球や視神経に大きな問題がなくても, 解析系のどこかに異常があって, 解析系の処理がうまく働かないと視覚は生じない. これが中枢性視覚障害である. 具体的には脳波異常・脳性まひ・発達の遅れがある症例に認められる. そのほとんどが脳の中の異常

---

* Takeshi KARAKI, 〒487-0024　春日井市大留町2-17-5　からき眼科クリニック, 院長

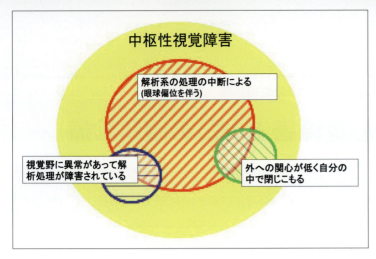

図 2.
中枢性視覚障害の構成要素

により，視覚の解析系の処理が中断されることに起因すると考えられる（図2）．もちろん解析系の中で，画像から情報を取り出すことに関与する部位（視覚野）の傷害は，重度の中枢性視覚障害の原因になり得る．後天性の中枢性視覚障害は，視覚野に限局して起こった傷害によるものの頻度が高いため，視覚野の異常イコール中枢性視覚障害と考えられているのである．先天性中枢性視覚障害ではさまざまな脳の障害を持った乳幼児が生存するのに対し，後天性ではそのような脳の障害を持つと致死的に淘汰されることが多いので，症例として残りにくいのではないだろうか．中枢性視覚障害は症候群であり，その全体からみれば視覚野に限局して起こった障害によるものは少数派である．また精神発達がきわめて遅れていて外への関心がなく自慰的な運動を繰り返すグループがある．筆者が入局した頃は先天白内障の手術時期が遅れた風疹症候群の児などに眼前に手や物をかざして振るのを好んで見る（？）のをよく見かけた．これも伝達系の異常に中枢性視覚障害が合併したものと考える．中枢性視覚障害はその頻度・程度により一瞬視線が外れる程度のものからほとんど視線が合わないものまでさまざまである．その特徴として，視線が合わない時は，追視がなく・無表情・瞬きが不整・両眼が揃って偏位することが多い（眼球偏位[注]と定義し脳内の異常状態を表す

注：眼球偏位とは

　中枢性視覚障害は cerebral visual impairment（CVI と略す）と同義語である．脳内の異常によって生じた原因で視覚処理が障害されることによって引き起こされる．欧米の各成書にはその原因の1つとしててんかん発作が明記されている．てんかん発作時には，eye deviation が起こることも書かれていて周知のことである．脳に異常のある重心児において，てんかん発作を起こした時には，視反応は異常である．ところがてんかん発作という用語を正確に使うためには，その診断基準を満たしていなければ使えない．一方，重心児と接する両親・医師・訓練士・教師などには，重心児が示す異常状態である両眼が偏位して無表情になり体が固まり外への反応がなくなるような状態に多々遭遇する．それがてんかん発作かそうでないかの議論は別にして，明らかな脳内の異常に伴って，てんかんと類似の結果を示す異常が生じていることは明らかである．重心児のこのような状態を示す適切な用語を探したが，abnormal eye movement・dyskinetic movement・non-purposeful gaazing などの表現はあるが，その時固視や追視ができていてなおかつ異常な眼球運動を示しているのかが記載されていない．姿勢の変換や呼吸の状態によって，上記の表現が増減するという記載もない．固視や追視を認められない異常な状態をすべてまとめて示す適切な用語は見出せなかった．そこで脳内の異常に伴って引き起こされたてんかん発作に似た結果を示すこのような状態を簡潔に表す語として，眼球偏位という語を定義した．

　てんかん類似の疾患は多数あり，ほとんどが脳内のいずれかの部位に起きた異常の伝播によると説明されており，眼球偏位はてんかん発作を含むあらゆる脳の異常状態を反映している臨床症状を示す用語であると考える．典型的なものはてんかん発作と同様な眼球の偏位を示し，軽微なものは瞬目の間隔が異常に伸びるなどがある．いずれも無表情になり外からの刺激に無反応になり，体が固まることが多い．欧米の論文や CVI に関しての多くのホームページを見ると，CVI 児の特徴を記載しているが眼球偏位が起きている時と起きていない時を区別しないで観察した結果によると考えられる．たとえば brief fixations, intermittent following は眼球偏位が頻回に起きていることを示している．眼球偏位が起きていない時は当然 fixation は長く続き滑らかに追視することを観察できるからである．眼球偏位の起きていない時を，正確に観察することで，本当の中枢性視覚障害（CVI）の病態の研究は進むと考える．

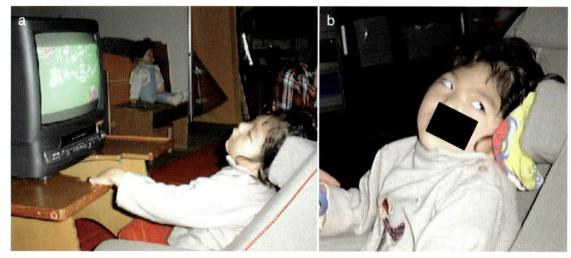

図 3. 眼球偏位
今までaのように表情豊かに画面を見ていたのが,突然bのように両眼が左上をにらむように偏位し無表情になり,体も固まる.リセットがかかると元どおりに見るようになる.典型的な眼球偏位

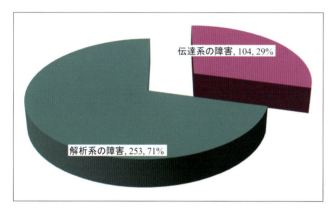

図 4. 愛知県心身障害者コロニー中央病院視覚障害児訓練室2002年度における対象児の視覚障害分類
2002年度の眼科・訓練部門在籍児357名中,71%を占める253名が中枢性視覚障害と診断されている.この比率は,2003年度以降も同様

サインとしている:図3).対象を臥位にして楽な姿勢をとらせ呼吸も楽にできるようにすると改善することが多い(緊張が強い児では仰臥位をとらせることが難しいので,伏臥位でも側臥位でもよく,リラックスできればよい).

診　断

①全身状態の把握や他科の診断する疾患名を理解して病態を把握する.

②眼科検査として眼位・眼球運動・屈折・前眼部・眼底を見る.特に眼位・眼球運動については,だっこ(座位)と臥位で観察し比較する.眼球偏位があると眼位・眼球運動を正確に評価できないので,眼球偏位がなくなった状態になるのを待って評価する.姿勢の変化で視反応に改善がみられず,視反応が乏しく運動発達が良好な場合は眼底に著変がなくとも,ERG・VEP検査をして網膜の異常の有無をチェックする必要がある.

③眼球内に視反応の乏しさを説明できる異常がないこと・眼球偏位があること・眼球偏位がない時に追視を認めること・臥位で視反応が改善することなどが揃えば確実である.重度の場合,対光反射があることを確認しておくことも重要である.重心は環境に慣れるまで眼球偏位が多くなるので,検査には時間をかけ,被験者が環境に慣れた段階で評価することが重要である.

頻　度

筆者は長年愛知県心身障害者コロニー中央病院眼科において,重心の眼科検査をし眼球偏位を伴う中枢性視覚障害を有する児の多くについて,同病院の視覚障害児訓練室で経過をみてきた.図4

表 1．眼球偏位の有無と程度の分類

```
0：ほとんど眼球偏位を認めない．
1：明らかに眼球偏位は存在するが頻度が低い．
2：眼球偏位が比較的多いが，眼球偏位のない時がはっきりとある．
3：ほとんど眼球偏位の状態
```

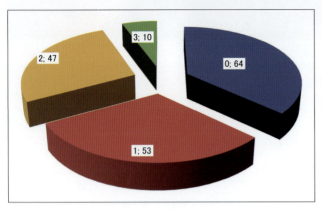

図 5．
眼球偏位の有無と頻度
眼球偏位があるもの　1＋2＋3＝63％
眼球偏位が重度のもの　2＋3＝33％
（n＝174）
0～3の数字は眼球偏位の程度を示す：表1参照

表 2．小中高等部の担任の先生へのアンケート

```
担当の子どもさんは全部で何人ですか．（　　）人
その中で，言葉を使わず
0：目と目でコミュニケーションが常にできると考える子どもさんは何人ですか．
　（　　）人
1：時々反応がわからないが，半分以上は目と目でコミュニケーションが取れる子どもさんは何人ですか．
　（　　）人
2：ほとんどコミュニケーションが取れないが，ときに視線が合ってコミュニケーションが取れると思われる子どもさんは何人ですか．（　　）人
3：目と目でコミュニケーションを取れることはないと考えている子どもさんは何人ですか．
　（　　）人
```

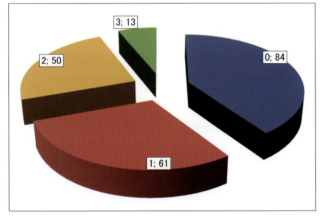

図 6．アイコンタクトによるコミュニケーションの取りにくさ
アイコンタクトによるコミュニケーションの取りにくさがあるもの　1＋2＋3＝60％
アイコンタクトによるコミュニケーションの取りにくさが重度のもの　2＋3＝30％
（n＝208）
0～3の数字はコミュニケーションの取りにくさの程度を示す：表2参照

は2002年のデータであるが，同訓練室の対象357名の視覚障害の原因を伝達系の異常と解析系の異常に大別して示してある．これにより解析系の異常（中枢性視覚障害）が伝達系の異常（眼内に視覚障害の原因がある）の約2倍であり，中枢性の視覚障害が少なくないことをさまざまな機会で報告したが，広く世の眼科医の注目を引くには至らなかった．このため，日本で中枢性視覚障害を持つ人の割合はどのくらいであろうかと気になっていた．筆者が2011年から名古屋特別支援学校の眼科学校医になったのを機に，在校生の眼球偏位を持つ割合に注目した．2015年の第69回日本臨床眼科学会で，肢体不自由の名古屋特別支援学校の生徒における中枢性視覚障害の割合を報告し

た．春の眼科検診時に中枢性視覚障害のサインである眼球偏位の頻度で 4 段階に分けて評価した（表 1）．対象は 2014 年の小学部から高等部までの欠席者 11 名を除く 174 名（男子 97 名，女子 77 名）である．結果を図 5 に示した．0 は 64 名，1 は 53 名，2 は 47 名，3 は 10 名であった．眼球偏位が存在する割合は 110/174 で 63％，コミュニケーションの取りづらい 2 と 3 を合わせたものの割合は 57/174 で 33％に上る．

また 2014 年 11 月に同校の担任を持つ教師にアイコンタクトによるコミュニケーションの取りにくさを評価する 4 段階のアンケート用紙（表 2）を送付し 12 月末で集計した．対象は調査時点での小学部から高等部までと訪問を含む全員の 208 名である．その結果は 0 は 84 名，1 は 61 名，2 は 50 名，3 は 13 名であった（図 6）．コミュニケーションを取るうえで，なんらかの問題がある 1＋2＋3 は 124/208 で 60％，かなり問題のある 2＋3 は 63/208 で 30％であった．この 2 つの結果から眼球偏位の頻度は教師が感じるアイコンタクトによるコミュニケーションの取りにくさとよく一致していることがわかる．

つまり肢体不自由の特別支援学校では，コミュニケーションを取りにくい生徒が 1/3 を占めるということであり，このことを重く考える必要がある．重心にはかなりの頻度で中枢性視覚障害があり，コミュニケーションが取りにくい症例も決して少なくないということであり，早急に対策を立てる必要があることを強調したい．

対応方法

1．眼球偏位の理解

中枢性の視覚障害を持つ乳幼児を観察して，視反応が不十分な症状を「視反応発達遅滞」と命名して使っていたが，観察するうちにその多くは眼球偏位が起きてない時はコミュニケーションを取るうえで十分な視反応を示すことに気がついた．つまり基本的には視線を合わせて追視する能力は，それぞれがすでに獲得していると考えられ，視反

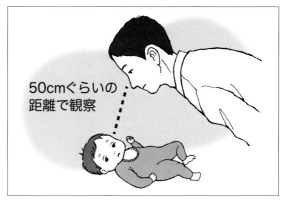

図 7．

応が悪くなる主因はその処理の中断にあることが予想される．当初は画像からパターン解析をして情報を取り出すことの未熟性を主に考え発達遅滞という単語を用いたが，近年は処理の中断を主に考えるに至っている．よって中枢性の視覚障害を考えるうえで，解析系の処理の中断を表すサインとしての眼球偏位を理解することがきわめて重要である．体が反り返ったりすればてんかん発作ということになるが，眼の動きや顔の表情に注目して，視覚の解析系がうまく処理できていないだけの脳内の異常を含めて，そのサインを眼球偏位と捉えてほしい．ちょっとでも視反応がおかしいと感じる時は眼球偏位の可能性があり，その感じがない時の視反応を評価する必要がある．眼球偏位がある時に両眼が揃って偏位することが多いが，これを斜視という診断をつけると誤りである．なぜなら斜視は片眼が必ずどこかを注視していて他眼が外れる状態を指すのに対して，眼球偏位は眼球の方向がさまざまであるだけで注視はできていないからである．また意味もなく上を見るのが好きという解釈がされている児も多いが，その時無表情だったり追視がなかったりすれば，眼球偏位である．眼球偏位がない状態を観察しやすいのが，図 7 のように対象を臥位に寝かせ，約 50 cm の距離で観察する．この時点では光源やおもちゃは使わず，黙って観察する．眼球が不随意に動揺することが多いが，脳の活動が安定するに従って眼前の人の顔の眼を見るようになる．この時にゆっくり観察者が顔を動かしてそれを対象が追視すれば，今の状態は眼球偏位がない状態といえる．し

かし一見こちらを向いているようでも，瞬きが不自然であったり無表情の場合は眼球偏位であると考えたほうがよい．対象が今，眼球偏位がある時か怪しい時か大丈夫な時かを常に意識して観察することが重要である．

2．眼球偏位に関係する要因

a）姿　勢

だっこや座位姿勢から臥位に変えて観察してみると，簡単に気づくはずである．多くの症例で明らかに眼球偏位が減少し，視反応は改善する[1]．眼球運動がスムースになり，追視がはっきりしたり，内斜視の状態があるなら正位に戻ることが多く[2]，表情が豊かになり，手足の巧緻性が増すなどを認めるであろう．これは中枢神経への姿勢制御に関する負荷が，臥位になることで軽減することによっていると思われる．よって眼球偏位を理解するうえで，だっこや座位の状態と臥位の状態で観察し比較することが重要である．眼球偏位を理解できれば，臥位で視反応を観察し，正確な眼位眼球運動を把握できる．

b）呼　吸

対象の多くに舌根が沈下しやすいなどで，努力呼吸をしてゼーゼーといった呼吸音がする者がいる．この場合，下顎を引き上げるとか，側臥位にするとか背中と床などの間に畳んだタオルを挿入して微妙に胸郭と頭の角度を変えるなどして，呼吸音を小さくする（楽に呼吸できるように援助する）ことで，眼球偏位が減少し，視反応が改善する[3]ことを知っておくべきである．バギーに乗ることが多いので，この時もタオルなどを使って楽に呼吸ができるように工夫する必要がある．

c）体　調

なにしろ中枢神経系に余裕がないので，体調の影響が簡単に眼球偏位に関係する．正確に視機能を評価するには日を改めて行うべきであり，訓練・療育・教育は無理をしないことである．

d）大きな音・いきなりの呈示

関心を引こうと眼前に音の出るおもちゃを呈示すると，これによって眼球偏位を引き起こすことが多い．観察する時は音の出ないおもちゃやペンライトを使い，黙って観察するのがよい．ゆっくり呈示し，眼球偏位が起きたら体に触れて軽い刺激を与えながら眼球偏位がなくなるのを待って観察する．

3．眼球偏位のある重心の療育・教育

フリーズしやすいパソコンでBASICのプログラムを走らせていた1980年代の経験を持つ人はわかりやすいと思う．眼球偏位を起こしやすい脳で，いかに眼球偏位のない状態で視覚の解析系に繰り返し処理をさせ，それによって回路が少しずつ安定・発展していくように経験を積ませることを目的にしている．よって眼球偏位の起きにくい条件を整えることが最重要課題である．このことを重心の関係者が第一に留意すべき点であるが，関係者の理解が今ひとつであることが残念である．あらゆる訓練・療育・教育は，それを受ける側の脳の状態が正常でなければ効果を発揮しない．

具体的には眼球偏位1の対象には，姿勢に配慮することで難しい課題をこなす力をつけさせる．眼球偏位2の対象には，よりよいコミュニケーションを取ることができるように，関係者に姿勢への配慮と眼球偏位の見分け方の助言が必要であり，眼球偏位3の対象にはアイコンタクトにとらわれないコミュニケーションを考慮する必要があり聴覚や触覚などの感覚を主に用いることを考えるべきである．幼少時より繰り返し対応することで，彼らの能力が発達し眼球偏位が減少することを期待する．

4．精神発達がきわめて遅れていて外への関心がなく自慰的な運動を繰り返すグループ

このグループは療育や教育において最も手強い対象であるが，ごく早期に児童精神科に相談して心理療法で外への関心が出てきた症例を経験したことがある．早期に児童精神科受診を勧めたい．

今後の方向性

1）小児眼科医や弱視斜視眼科医の中から重心

の特徴を理解した眼科医を育成する.

2) 1)の眼科医が重心の乳幼児に早期から眼科のスクリーニングを行って,その結果をもとに助言して重心の関係者が対象をよく理解して医療・療育を行えるように環境を整える.愛知県では愛知県眼科医会が重心眼科相談を行って,県内の療育施設で保護者や療育関係者と重心の診察・助言などを行っている.また各児について報告書をその都度送付している.また眼科主治医から医療情報提供書を送ってもらい通園施設で管理している.これらの書類を通園施設を変わったり就学する時に引き継いでいき,療育や教育の関係者が対象児を理解しやすくする試みを展開している.

3) 重心の集まる肢体不自由特別支援学校において,生徒の眼科情報がほとんどないのが現状である.おそらく多くの眼科学校医は,教師などの教育関係者から相談を受けても,何もできないであろう.就学前の通園施設から2)の医療情報提供書と眼科相談の報告書のコピーを受け取ることと,就学時に改めて眼科主治医からの医療情報提供書を必ず提出してもらうことが重要である.そのうえで希望に応じて2)の重心眼科相談を受けてもらえば,学校関係者のその生徒に対する理解が深まり,教育効果が期待できると考えている.ただ眼科学校医がすべてこのような相談に応じることは不可能であり,1)の眼科医数名で域内の重心眼科相談を行うシステムが必要である.

文 献

1) 唐木 剛,今野正良,渡邊文章:視反応発達遅滞の新しい視反応評価尺度と姿勢による視反応の改善.眼紀,**53**:564-566, 2002.
    Summary 視反応と眼球偏位および姿勢の関係を最初に明確に示した文献.
2) 唐木 剛,天野恵美:内斜視と姿勢の関係.眼紀,**52**:1003-1005, 2001.
    Summary 調節性内斜視を除く内斜視を有する脳性まひ児では姿勢により角度が変化することを最初に示した文献.
3) 今野正良,唐木 剛,渡邊文章ほか:視反応発達遅滞2症例における呼吸状態と視反応および眼球偏位の関係.眼紀,**53**:995-999, 2002.
    Summary 呼吸状態が視反応と眼球偏位に大きく関与することを示した文献.

特集／発達障害者(児)の眼科診療

発達障害児の眼科診療における他領域との連携について

松久充子*

Key Words: 発達障害(developmental disorder), 学習障害(learning disabilities), 医療教育連携(cooperation between the medical and education sector), 合理的配慮(reasonable accommodation), 眼科学校医(school ophthalmologists)

Abstract: 発達障害は注意欠陥・多動性障害(ADHD), 自閉症スペクトラム障害(ASD), 学習障害(LD)で併発することは少なくない. 発達障害児は感覚運動統合の発達遅延があるので眼球運動をみることで発達障害の可能性のある児に気づくことができる. LDは視覚認知・聴覚認知・文字に音(言語)を意味付け(デコーディング)する機能などの不得意が原因であるが, 読み書きに特徴があるので気づくことができる. 発達障害児は就学後早期から児の特性に合った配慮(合理的配慮)をすることで才能を伸ばすことができる. 不適切な対応は二次障害に発展する. 担任, 特別支援コーディネーター, 校長, 学校医, 保護者, 発達障害を診ている小児科医と眼科医, 発達支援センター, 特別支援教育センターなどが密に連携することが大切である. 見過ごされた大人の発達障害は不定愁訴で眼科受診しているので注意を要する.

発達障害とは

発達障害は脳機能の発達が関係する障害である. 近年, 発達障害者(児)は増加傾向であり, 早期に発見して能力を伸ばす方法での教育(合理的配慮)は自立のために重要なことである. 発達障害者(児)はダメな人(子)でも悪い人(子)でもなく, 物事の捉え方や感じ方が通常発達者(児)と違っているために, コミュニケーションや対人関係をつくるのが苦手で周りが困る行動を取りがちである. このために「身勝手」とか「変わった人」とか「困った人」と誤解され, トラブルになって本人と保護者が孤立する立場に置かれていることが少なくない. 周りと同じであるべきという押しつけではなく, 捉え方や感じ方が違う者(児)であるという多様性(図1)[1]を理解して接することで回避できるトラブルが多い.

発達障害の頻度

2012年の文部科学省が学校に行ったアンケート調査では, 支援を必要だと担任が思っている発達障害の可能性のある児は通常学級の児童生徒の6.5%, 限局性学習症(LD)児は4.5%, 注意欠陥多動症(ADHD)3.1%・自閉症スペクトラム症障害(ASD)1.0%だったが, このうち支援計画が作成され実施されているのは11.7%のみだった(図2)[2]. しかしながら, 学習障害では担任や保護者が気づいていないことが原因の1つとなって二次障害で発見される児童生徒も少なくないので, 実際にはこの調査数よりも多いと考えるべきである.

発達障害と眼球運動

発達障害では視床-大脳皮質経路による運動の制御が不良のため衝動性眼球運動の異常(saccade

---

* Atsuko MATSUHISA, 〒420-0816 静岡市葵区沓谷5-7-4 さくら眼科, 院長

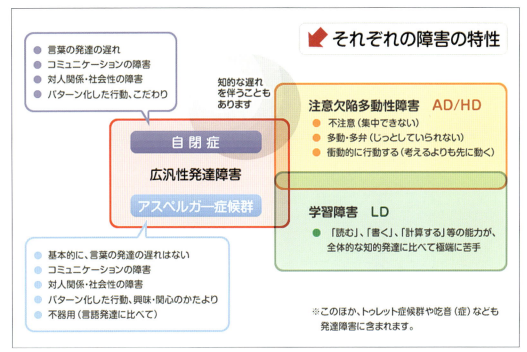

図 1. 政府広報オンライン「発達障害って,なんだろう?」(文献1より)

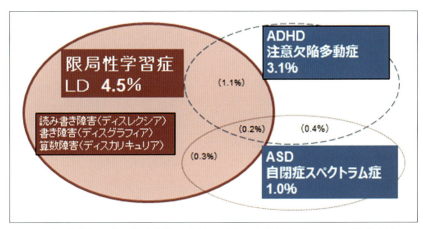

図 2. 通常学級で発達障害を疑い支援を要すると学校が思っている児童生徒についてのアンケート調査結果(文部科学省,2012)(文献2より)

の振幅の正確性が低下しており anti-saccade の課題で反射性 saccade の抑制が困難である)の異常が報告されている[3)4)].

　就学時健診や小学校低学年の眼科健康診断の際には,追従性および衝動性眼球運動をみることで(図3),発達障害の可能性がある児を見つけることが可能である.発達障害の可能性のある児童が偏ったクラス編成にならないように,また発達障害児の配慮への知識がある教員を配置するように助言をすることで円滑な学級運営や学習支援体制が作れるので教育の質を向上させる可能性がある.

　発達障害児の支援には家庭との連携が必須である.保護者は児の性格と捉えて気づいていないことも多々あるので,学校から保護者に発達検査のために小児科受診を勧めるべきかどうかの1つの足掛かりになり,早期からの配慮をすることで,児童は家庭でも学校でも生きやすくなる.

学習障害とは

　全般的な知的発達には遅れはないにもかかわ

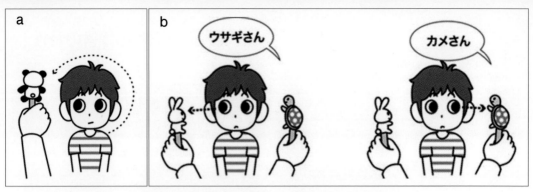

図 3. 学校健診時の追従性・衝動性眼球のみかた
a：追従性眼球運動．眼前 40 cm に視標を提示する．直径 20 cm の円を描くようにゆっくりと視標を動かし，追視があるか観察する．
b：衝動性眼球運動．眼前 40 cm に 2 つの視標を提示する．2 つの視標の間隔は 20 cm とする．視標を交互に見るよう促し，眼球運動を観察する．

らず，聞く，話す，読む，書く，計算する，推論するなどの特定の能力を学んだり，行ったりすることに著しい困難を示すさまざまな状態のことである．

原因はさまざまであるが，視覚認知（形態覚・記憶）や聴覚認知や文字と言語（音）との音韻処理（デコーディング）などの障害などがある．

学校での気づき

学習障害児によくみられる特徴を学級担任が知ることが大切である．学習障害児は特別支援教育士の教育対象なので通常学級にはいないと思っている教員が多いが，実際には学習障害児のほとんどは通常学級に在籍している．通常教育の教育を受けた教員に学習障害に関する知識と配慮法の知識を普及させることが急務である．気がつかれないままに通常発達児としての教育方法（特に音読と漢字の反復練習）を強いると，学習障害児にとっては成果のない努力をすることとなり，進級とともに学力が低下して自己肯定感を失い，二次障害（心因性視覚障害・不登校・暴言・癇癪・自傷・他傷など）に発展する．二次障害に至ると現症が複雑化し課題が山積みとなってしまって，生涯にわたり自立の妨げになることもある．教育や社会的自立からドロップアウトしてしまうことのないように，学習障害児は小学校 1～2 年生までには発見して児に合った読み書き学習方法を使用した学習環境を提供することが重要である．2016 年 4 月から実施された障害者差別解消法ではこれらの合理的配慮は公的学校・機関では義務となった．

筆者は担任教諭の気づきを促すために眼科学校健診の前に知識普及のためのアンケート（表 1）を実施している．疑わしい場合は症状を担任から聞いて，担任から保護者へ学習障害の診断が可能な施設の受診を勧めるようアドバイスをしている．

眼科受診の主訴

学習障害児（者）が眼科を受診する際の主訴は，字を読むと目がかすむ・長い時間読んでいられない・読むことが疲れる・字を読んでいると頭が痛くなる・黒板の字が見えにくい・板書が遅いなどの眼精疲労を思わせる症状のほかに，人と目を合わせられない・人の視線が気になる・斜視ではないか・視野が狭い気がする，眩しい，などさまざまな不定愁訴で来院する．通常の眼科診療では屈折検査・遠見視力・近見視力・両眼視機能検査・調節検査・色覚検査・眼圧・眼底検査にて遠視や調節異常などへの対処をするが，これらに異常がない場合，眼疾患なしとして診療を終了するのが通常である．しかし，気づかれていない発達障害者（児）がこれら主訴には潜んでいるかもしれないということを頭の片隅に置いておくことは必要である．

眼科で可能なこと

屈折・遠見視力・近見視力・調節（小児では調節

表 1．学習障害児にみられる特徴(必ずしもすべてではない)(文献 5, 6 より)

1. 音読が苦手(読み飛ばし・繰り返し読み・勝手読み・逐字読み・読んでいる場所がわからなくなる)
2. 指でたどりながら読む
3. 拗音・拗濁音・長音・撥音の習得が遅い
4. 読んで聞かせれば理解できるが,自分で読むと問題が理解できない,遅い
5. 近くを見るときに顔を近づけたり傾けたり,顔や体を動かす
6. かな文字・漢字・数字の習得にとても時間がかかる
7. 似た異なる字を書く,話は上手だが作文が苦手
8. 黒板を写すのが苦手・遅い
9. 読んで理解できるが,うまく書けない
10. 指さしたり提示したりしたものをすばやく見つけられない
11. 表の縦や横の列を見誤る
12. 文字を書くと形が崩れる,一列に揃わない,マスからはみ出す
13. 定規の目盛が読み取りにくい
14. 折り紙・ハサミ・コンパス・定規・分度器が使えない
15. 右左を間違えることが多い

融通検査)・眼位・眼球運動・輻湊・両眼視機能・色覚・細隙灯顕微鏡・眼底・視野検査など一般的な眼科検査に加えて,衝動性および追従性眼球運動(NSUCO)・眼球運動の評価として DEM(developmental eye movement test)・近見遠見数字視写検査・視知覚発達検査(developmental test of visual perception-3rd および adult)・Rey の複雑図形検査(模写と再生)・読書速度検査(MNREAD-J)は可能であり,視覚を担当する眼科でするべき検査である[5].

さらに,単音連続読み検査・単音速読検査(有意味語と無意味語)・単文音読検査・ひらがな単語聴写・小学生のための読み書きスクリーニング検査(STRAW)などを実施すると,ほぼ困難の原因がどのあたりにあるか全体像をつかむことができる.言語聴覚士がいなくても可能な検査である[5)6)].

最終診断には小児科で臨床心理士等による知能検査(WISC-IV など)が必須である.

さまざまな連携と支援

1．発達障害を診ることができる小児科との連携

発達障害を診ることができる小児科医は比較的少ない.しかし,地域ごとに発達支援センターが配置されており,小児科医会と連携を深めていることで発達障害を診ることができる小児科医のいる病院や診療所を把握することが可能である.幼児期からさまざまな療育をしているセンター的な施設もあれば,小学生以降を診ているところもあり,詳細な発達検査は病院で実施してからきめ細かな日常生活相談をしている診療所もある.学習障害も発達障害も成長とともにさまざまな問題が生じてくるので,困ったときに相談できる発達に関する小児科主治医が必要である.学校との連携においては小児科主事医が主体となる.

2．地域発達支援センターとの連携

小児精神科医・臨床心理士・言語聴覚士・作業療法士などがいるのでさまざまな療育支援が可能なはずである.地域によって充実しているところもあるが,マンパワー不足から不十分な支援体制のところが少なくない.今後の充実が期待される.

3．大人の発達障害を診ることができる精神科との連携

大人の発達障害を診る医師はさらに少ない.一般の精神科を発達障害によるさまざまな二次症状で受診すると多種多様な薬剤が投与されて事態をさらに複雑にしていることがある.地域の発達障害を診ることができる精神科医についての情報を収集し,連携できる関係づくりが必要である.

4．群市医師会学校保健委員会との連携

学校医の配置は群市医師会が教育委員会から嘱託されている.内科・小児科・眼科・耳鼻科が学

校医として配置されているが，医師会学校医委員会などでは産婦人科・整形外科・皮膚科・精神科などの医師が委員を務めて意見交換を行っている．医師会の学校保健委員会の意見は学校教育課としても無視できないものであるので，医師の知見を深めて発達障害児の支援について行政との意見交換を実施したい．

5．学校との連携

2006年に国連で採択された「障害者の権利に関する条約」に，日本は2007年に署名した．この条約は，障害者への差別禁止や障害者の尊厳と権利を保障することを義務づけた国際人権法に基づく人権条約であり，これにより2013年に「障害を理由とする差別の解消の推進に関する法律」(障害者差別解消法)が整備され，2016年4月1日から施行された[7]．この中には発達障害を含むことが明記されており，合理的配慮は公立学校での義務となり市立学校でも努力義務となった．合理的配慮とは障害に応じて教員や支援員の確保，施設設備の整備，個別教育支援計画や教育構成や教材の配慮などとなっており，発達障害では個別指導のためのコンピューター，デジタル教材，小部屋の確保などが記載されている．

合理的配慮は障害者差別禁止法に基づくものなので診断が必須条件ではないが，実際には根拠として医師の診断が使われていることが多い．医師が意見者で合理的な配慮の内容について指示をすることは子どもの助けとなる[8]．

学校には特別支援コーディネーターが各校に1名配置されている．校内での合理的配慮の合意形成の中心的な役割を果たす立場にある．責任者は校長なので意見者や診断書は校長宛てに提出したうえでコーディネーターに渡されるべきである．その後，保護者を交えた校内委員会(校長，教頭，コーディネーター)や時に特別支援教育センター等からの指導主事や特別支援教育士，臨床心理士などの巡回指導員が参加するケース会議などを開催して支援計画書を作成する．支援計画は進級とともに定期的な見直しがなされる．

発達障害児には合理的配慮をしながら通常学級に在籍する場合が最も多いが，月に2〜4回の通級指導教室での追加支援をする場合や，時に通常学級配属して丁寧な教育を要する場合などさまざまな対応がなされている．さらに，教育支援員やICT支援員などが養成されて現場で教育支援を開始している地域もある．

6．特別支援教育センターとの連携

学校での合理的配慮が適切であるかどうかは教育委員会の特別支援教育センターが監督している．学校現場での学習指導に問題がある場合は教育支援センターで対応可能である．さらには，文部科学省相談窓口，障害者差別解消支援地域協議会，法務局なども支援の助けとなる．

7．放課後等デイサービス施設との連携

障害のある子どもの発達過程や適応を理解して個別支援計画を立てて発達支援を行う施設で，学校との役割分担を明確にして学校で作成される個別の教育支援計画と放課後等デイサービス計画を連携させることで学校との連携が図れる．子どもとの関わりを通じて保護者が子どもの発達に関して相談できる場でもある[9]．

不登校の子どもは，学校や教育支援センター，適応指導教室等の関係機関・団体や保護者と連携しつつ，本人の気持ちに寄り添って支援している．

利用に際しては診断書が必要である．

8．受験への配慮

文部科学省では高校および大学入学試験における発達障害のある生徒への配慮として，別室受験(ASD, ADHD, LD)，試験時間の延長(LD)，集団面接を個人面接で実施(ASD)，問題用紙の拡大(LD, ASD)，問題文の読み上げ(LD)，監督者による口述筆記(LD)，前日に試験会場の下見(ASD)，介助者が同席(ASD)，保護者の別室待機(ADHD)，学力検査問題の漢字のルビ振り(LD)，集団面接の際，誰かが先に行動を見せないと自分ではできない面がある生徒に対し，同じ中学校の受験生と同じグループで受験させる(ASD)，面接の際，質問をわかりやすく伝え，回答を急かさな

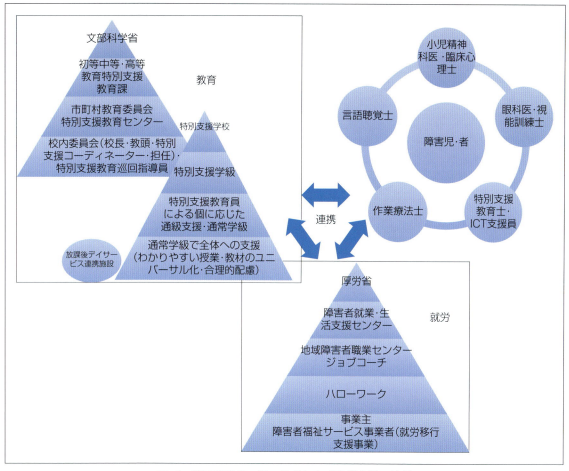

図 4. 発達障害者・児の教育および就労支援の連携

い(LD),面接の順番を早める(ASD),などを指示しており,PC 書字による受験(LD)も開始されているので,特に LD に関して診断に関わっている眼科医からも学校へ指導をしていく必要がある[10)11)].

9. 就労支援

発達障害者の中でも学習障害者は書類の作成やメモが不得手であることが多く,失敗を繰り返してしまって職を転々として,ついには引きこもってしまっていることがある.自分の不得意である事項を知り対策を取ることができれば,仕事をすることは可能であるのでしっかり就労支援に結び付けたい.地域障害者職業センター,ジョブコーチ,ハローワーク,就労支援事業所などが支援をするが,発達障害者は特性を理解している環境であれば一般就労で安定した生活を築くことは可能である.産業医との連携も意義がある[12)13)].

10. 保護者との連携

子どもを取り巻く問題が保護者を孤立させてしまうことは,子どもを追い詰めることとなり良い結果を生むことはない.子どもについての理解,育児への肯定的な捉え方などを理解するための社会的な支援とペアレントトレーニングが必要である.また,学校との連携にとって保護者が合理的配慮を求めることやケース会議の開催や支援計画書の作成を求める意思表示は不可欠である.

11. 学習障害者(児)の読み書き支援 ICT 支援

シンガポール・スウェーデン・カナダ・イギリス・アメリカのように,学習障害児には ICT を活用した読み書きの方法を通級指導教室で指導しながら,その技術を使って通常学級で学習している.我が国は教育現場への ICT 技術導入が著しく遅れている.学校の体制が整うのを待っていると子どもは成長してしまい,失った時を戻すことはか

なわない.

　読み書き障害の原因はさまざまな障害の複合であるが,学習支援の基本概念はほぼ共通している.読みが苦手な場合は音を利用して,マルチメディアDAISYの教科書やVoice of DAISYの図書を使用したり,Voice Dream Readerでデジタル書籍を読んだりする.UDブラウザも今後活用されると思われる.書きが苦手な場合は,漢字の練習には筆順アプリによるなぞり書きや,文書作成にはPC書字や音声入力機能を,板書やプリント宿題にはカメラ機能とタッチ&リードなどのアプリを活用することで,読み書きの代替手段を利用して効率よく本来の目的である教科内容の学習をすることが可能になる.このようなアプリの活用方法は,ロービジョン外来で視覚障害者のICT活用を指導している眼科施設の取り組みと似ているので,ぜひ学習障害児にも支援の幅を広げてほしい.

　大人の学習障害者はすでにPCやスマートフォンがとても便利であることに気がついていることは多いが,その理由と活用方法を知らないことが多い.ICTを活用した複雑な資料や書籍の読み方と資料作成方法や記録方法を就労に導入することで,持っている能力を発揮できる可能性は大きい[14][15].

まとめ

　眼科医には発達障害の認知度は低い.困っている発達障害者(児)が眼科的な不定愁訴を主訴に眼科を受診しても,そのほとんどは効果的な支援にはつながっていない.眼科医も発達障害についての知識を習得し,視覚に関わる検査を担当するか,検査が可能な施設につないで発達障害者(児)の抱えている困難を軽減する一助になることは可能である.このためには,地域における医療と教育の連携や多職種間の連携の輪を構築するべきである(図4)[16][17].

文　献

1) 政府広報オンライン：発達障害って,なんだろう？ 2015.
2) 文部科学省：通常の学級に在籍する発達障害の可能性のある特別な教育的支援を必要とする児童生徒に関する調査結果について. 2012.
3) 福島順子：社会性にかかわる脳機能の異常と環境因子との関連 眼球運動からみた社会脳の障害. 精神誌, 114(8)：941-948, 2012.
4) 福島順子：広汎性発達障害の神経生物学的機序と治療 広汎性発達障害における眼球運動と表情認知の視線解析. 脳と精の医, 20(2)：101-110, 2009.
5) 玉井　浩：学習につまずく子どもの見る力 視力がよいのに見る力が弱い 原因とその支援, 明治図書出版, 2011.
6) 稲垣真澄：特異的発達障害 診断のための実践ガイドライン―判りやすい診断手順と支援の実際―, 診断と治療社, 2010.
7) 内閣府：障害を理由とする差別の解消の推進に関する法律(平成25年法律第65号). 2013.
8) 文部科学省：「発達障害のある子供たちのためのICT活用ハンドブック(通常の学級編)」, 筑波大学, 2013.
9) 厚生労働省：障害児通所支援に関するガイドライン策定検討会　放課後デイサービスガイドラインについて. 2015.
10) 文部科学省：特別支援教育の推進に関する調査研究協力者会議高等学校WG(第3回)配布資料 高等学校の入学試験における発達障害のある生徒への配慮の事例. 2011.
11) 高橋知音：発達障害のある人の大学進学 どう選ぶかどう支えるか, 兼子書房, 2014.
12) NPO法人発達障害を持つ大人の会(DDAC)：発達凸凹活用マニュアル, 2013.
13) NPO法人発達障害を持つ大人の会(DDAC)：発達凸凹活用マニュアル2, 2013.
14) 中邑賢龍：発達障害の子を育てる本　ケータイ・パソコン活用編, 講談社, 2013.
15) 河野俊寛：読み書き障害のある子どもへのサポートQ&A, 読書工房, 2013.
16) 宮尾益知：医師と教師が発達障害の子供たちを変化させた 第1巻, 学芸みらい社, 2014.
17) 宮尾益知：医師と教師が発達障害の子供たちを変化させた 第2巻, 学芸みらい社, 2015.

特集／発達障害者(児)の眼科診療

発達障害児の治療
—小児科の立場から—

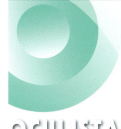

下平雅之*

Key Words： 発達障害 (developmental disorders)，治療 (treatment)，注意欠如・多動症 (attention-deficit/hyperactivity disorder：ADHD)，自閉スペクトラム症 (autism spectrum disorder：ASD)，ペアレントトレーニング (parent training)

Abstract：一般病院小児科の小児神経内科外来における発達障害児への診察と対応を示す．来院する家族の置かれているさまざまな状況を把握し，家族と良い関係を形成し対応・治療にあたる．年齢，ADHD，ASD などによって対応の違いがある．多種ある対応を羅列しても仕方ないので，当科で行っているペアレントトレーニング，ソーシャルスキルトレーニング，薬剤治療について簡単に記した．視機能障害を呈することが多いため，眼科と小児科との連携も必要だが，保育・学校や社会機関との連携も診療に際し重要である．困っている子の立場を一番尊重した関わりをしていきたい．

はじめに

当センターは，救命センターや周産期センターもある大都市衛星地域の急性期型総合病院だが，当地に発達障害の診療をする医師が少なく，筆者は小中学校の就学委員会(学習の場を決定する教育委員会)の支援委員で，一人の子の経過を節目(入学・卒業時，学級変更時など)でわかる立場にある．そのため幼少時から思春期までの長期間，多数の対象を支援してきた．そんな状況の小児科，小児神経内科の立場から記載する．

対応・治療の前提

1．子の周囲環境，家族歴の把握

対象の子の置かれている環境でその後の対応・治療に重要な差が生じる．両親・きょうだい・祖父母などの家族は，遺伝的にも生活的にも子に最も影響するが，保育・教育環境，各種の機関・施設(市役所，子育て支援機関，学童保育者，児童相談所など)での状況を把握しないと，こちらの対応・治療がうまくいかないことがしばしば生じる．

いろいろな家庭がある．子のことをあまり知らずに「学校の先生に言われて来た」と言ったり，半信半疑や，「異常はないはず」と来院したり，保護者の気持ちはさまざまである．保護者が子を理解して上手に対応しはじめても，時々家に来る祖父母がぶち壊したり，逆に保護者の対応が悪くても，祖父母が子の救いになったりする．父やきょうだいが悪い見本となり行動が変わらない子もいる．受験生の兄に親が干渉しなくなり兄が落ち着いた結果，治療中の子が荒れなくなったこともある．ギャンブル好き，頑固でマイペース，常に口うるさい，待合室で何回も怒鳴る，いつもは静かだが時々カッとして手を出すなどの保護者の行動から，子の遺伝的背景や，虐待的環境もわかる．家庭外では，友達のいじめや，担任の先生の理解が乏しく不必要に厳しくて，家で荒れる子もいる．近年は団塊世代の先生が定年退職し，担任が若

---

* Masayuki SHIMOHIRA，〒333-0833　川口市西新井宿 180　川口市立医療センター小児科，副院長

返って個々の力量や経験の差がある．学校全体で問題に取り組む体制のある学校，ない学校，積極的に医療と連携する学校など，学校差もあり，一定した診療ではうまくいかない．

各種機関と医療は連携して子ども一人ひとりに合う対応を考えるべきである．しかし，医療側は個人情報保護の観点も注意せねばならない．当科では各種機関の方々と毎月勉強会を開催し，人的交流をしている．

2．周産期・発達歴，検査

小児では周産期から受診時までの発達状態を保護者・養育者から聴取し，子の遺伝的，器質的障害の有無を把握する．採血，画像検査(頭部 MRI など)や神経生理学的検査(脳波，聴性脳幹反応など)も行い，周産期の脳障害，甲状腺機能障害などの内分泌疾患，稀な代謝・変性疾患，染色体検査などで器質的疾患を除外してから発達障害の治療をする．脆弱 X 症候群と自閉症の関連は有名だが，境界知能＋読み書き障害で訓練していた男児が，長じて思春期遅発症でクラインフェルター症候群(47XXY)と判明した例もあった．てんかんの抗けいれん薬治療で発達障害の症状が改善する例もある[1]．治療途中で，甲状腺機能亢進症が判明した例もあり，非典型的な症例は再度診療を振り返ることも必要である．

頭部 MRI で脳の先天的形態変化(クモ膜嚢胞，海綿状血管腫，脳梁欠損，キアリ 1 型奇形など)が見つかることがあるが，研究的には，被虐待児の脳の部分的変化(後天的萎縮)[2]，自閉症の大脳皮質拡大[3]の報告がある．

3．生活リズムと運動の重要性，ゲームなど

早起き早寝型の生活リズムを保つことは，脳内モノアミン神経系，特にセロトニン神経系の安定をもたらす[4,5]．セロトニン神経系は基本的な情緒安定に関与し，機能低下はイライラや，鬱につながる．ゆえに，発達障害児では良い生活リズムは重要である．それは，朝に光を浴び，朝食をよく噛んできちんと食べ，昼間に体を動かし活動量を上げて，ほどよく疲れて，夜は強い光を浴びずに就寝すると徹底できる[4,5]．ゲーム，パソコン，タブレット，スマートフォンの長時間使用や夜間使用の弊害を避けるために，学会的に啓蒙活動も行われている[6]．最近の子は運動できる場も機会も少なく，ゲーム遊びが多く，公園でも携帯ゲームをしている．戦闘ゲームは戦う感覚を味わうだけで我慢はなく，弱者に手加減もせず，脳だけの興奮で体は疲れない．人付き合いが一面的で，強い興奮刺激に慣れてしまう．しかし，ゲームを取り上げても，大人がゲーム以外の遊び方を示して関わらないと，子の行動は変わらない．小学生では放課後の学童保育の場は救いになり得るが，狭い場所に多人数で理想から程遠いのが現状である．最近発達障害児対象の児童デイサービスができたのが当地の少し明るい話題である．

4．発達検査などをもとにした配慮

新版 K 式，WISC-Ⅳ，DN-CAS などの知能検査により，子の持つ発達の特性，発達の凸凹を把握できる．その特性に合わせた子への対応を考える．得意な部分を使いながら，苦手な部分をサポートする．例えば，言語課題の苦手な子には，視覚的に絵やマンガを合わせて指導する．日常的に対応で苦労し疲労している周囲がデータを知って，子への配慮の必要性を理解，確認できることに最も意味がある．

当科では，「もぐらーず」という持続行動課題[7]も用いる．「眼鏡をかけたモグラ」が画面に出たらキーを押すモグラたたき課題だが，ADHD 典型児はミスが多発し，反応時間のばらつきが出る．診断補助や投薬による改善の目安に使える．読み書き障害，算数障害の把握には，特異的読字障害・特異的算数障害の診断用検査シートをする[8]．外来でも状態を把握しやすく，指導の目安を与える．

発達障害児を年齢的にみた対応と治療

子どもは成長，発達するので，年齢によって対応や考え方を変える必要がある．自閉スペクトラム症(ASD)と ADHD について簡単に記載する．ASD と ADHD の両方の要素を合併している子は

多い.

1．幼児期

発達障害児は幼児期早期に健診などをきっかけに来院する．ASD 児はこだわりやコミュニケーション障害の主症状が早期からあり，早期療育の適応とわかるが，ASD の典型ではなくても，テレビやビデオ視聴が長かったり，保護者が子と密に関わらなかったりで，他者とのコミュニケーションが少なく，言葉が遅い子も来院する．このタイプの子の保護者へは，子との本当に密接な付き合い方を指導することが第一になる．ADHD 児は，落ち着きがない，どこかに行ってしまう，他者をたたくなどの多動・衝動性の行動問題が主に生じ，知的発達に問題があると言葉が遅れたりする．ADHD 児は叱責されて虐待にさらされやすく，また，被虐待児は ADHD や ASD と鑑別が難しくなる[9]．

2．就学前までに

小学校入学前までには，一定時間座っていられること，人の話を聴くこと，読み書き，はさみ，箸などの手作業や，体育などの全身運動の活動をこなせること，遊びから勉強への切り替えができること，団体行動を嫌がらないことなどが必要である．それを目標にして，少しずつ保育園・幼稚園時代に生活を作っていく．

例えば，家で毎日保護者の横に座り，お絵かきや本読み，お手伝いなど，子のできる楽しいことを一緒にする．最初は5分程度でいいが，毎日行い，できたら褒める．ADHD 児が座り続けるには，子が座っている時に保護者の的確な反応(褒め)が必要であり，子の興味の続く，少し面白くて，少し変化していく課題が必要である．ASD 児は相手を理解するのが苦手なので，「成すべき行動をして見せて，一緒にして，できるか確認し，できたら褒める」(上杉鷹山の言葉に関連)ことで，行動を丁寧に定着させる．ADHD 児も ASD 児にも，写真や絵など視覚的な提示も頻用する．演じるような読み聞かせや，後述する感覚統合課題，フィンガーカラーリング(簡単な絵の輪郭に，パレットから絵の具を指で取ってきて，塗り絵する方法)などもする[10]．

3．感覚統合療法[11]

触覚，平衡感覚，固有知覚などの種々の感覚情報を，整理したり，統合(まとめること)したりする脳の働きを感覚統合という．感覚を意識して使う遊びや運動を通して，子の脳を鍛えることで，適応力を伸ばそうとする治療的アプローチを感覚統合療法という．

この療法で，手先が不器用，ボディイメージが乏しい，協調運動が苦手など，発達障害児に多い感覚統合の歪みから生じる問題行動の緩和が期待できる．例えば，眼でうまくボールが追えない，からだをうまく動かせない，騒音や服の素材の感触が気になる，違うものに目が向き集中ができないなどは，キャッチボールを上手にできない原因になり得るが，本療法，例えばブランコをして平衡神経を刺激することで原因の一部が改善できる．また，フィンガーカラーリングで，指先の感覚，指の力の入れ方，目と手の協応運動などを鍛えると，先々の箸使いや運筆の役に立つ[10]．

4．小学校

a) 低学年

まずは授業の形式に慣れ，勉強する楽しみを知り，友達との関係作り，生活の場面での種々のルールを知る．読み，書き，算数の基礎を学ぶ．

当科では，ADHD 児ではなぞり書き，音読してその感想を家庭で話す，百玉そろばん[10]などを勧める．ASD 児は，得意な部分や，こだわりをうまく生かして，より良い行動をパターン化して教える．視覚的な提示，ソーシャルスキルトレーニングなどをする．

b) 高学年

4年生以上では，国語は論理的になり，算数は分数など抽象的な学習が生じる．友達関係も，対人・集団のルールが複雑化しはじめる．ADHD 児も ASD 児もいじめや仲間外れにされやすくなる．基本的な対応は低学年と変わらないが，児の自立も進めながら個々に合わせてサポートする．

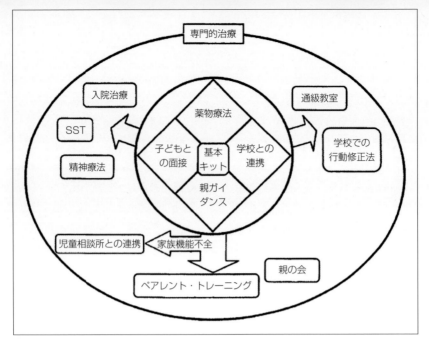

図1. ADHDの基本的な治療の構造(文献12より)

5. 思春期

ホルモンによる変化がくる思春期は，自立がさらに進み，他者へ認めてもらいたい欲求が強まり，いじめも複雑化し，悩みが多様化して，不登校児が増える．ADHD児もASD児も，環境調整をしながら，個々の特性に配慮した対応をしていく．最近は，メディアとの付き合い方を小学校低学年までに作っておかないと，ゲーム・スマートフォン・ネット依存は難治である．また，対応や治療の遅れで二次障害を生じた子への対応は困難を極め，児童相談所や警察の関与が必要なこともある．こじれた子に対応する人的配置や機関は整備されていない．

ADHD児への対応と治療

1. ADHDの基本的な治療の構造[12]

子や保護者と面接し，親にADHD自体や対処・支援などをガイダンスし，園や学校とも連携し，必要に応じて薬物療法をする，というのが基本的な枠組みである(図1)．

ADHD児への基本的な対応例を示す．

①気が散りやすい：余計な刺激を少なくし必要な刺激を強める(刺激の単純化，明確化)．1回に1つのことを話すにとどめる．

②集中できない：子の集中時間に合わせた課題を出し，興味を引きつける．

③多動に対して：活動エネルギーを昼間に使わせる．動いてもよい環境を作る．

④衝動性の問題に対して：待たなければならないときに飽きない工夫をする．

⑤トラブルに対して：子の気持ちの受け入れから入る．理由ではなく意図を探る．常識と代替行動を提示，理解してもらい，代替行動を共に練習する，などである．

それらは容易にはできないため，それを補う方策のうち，小児科外来でもしやすいのが，後述するペアレントトレーニングとソーシャルスキルトレーニングである．

2. 子との面接

ADHD児と面談する際は，症状の把握はもちろんだが，子の強み，得意なことに注目する．問題行動を否定し説教するのではなく，共感し，子の生きにくさを前向きに考えていく方向性を示し，子からもアイデアを得て，協力的に対策を練ることを念頭にして面接する．こちらは子の味方であるという信頼関係が大事である．ADHDの特性があっても現実的に困らない程度ならばよいので，子の強みを生かした行動をしていくことが

表 1. 行動の3つの類型分けとその対応法

これらは，子どもに自分の行動がよくないことを気づかせ，正しい行動が何かを具体的に身につけさせるための方法である．

好ましい行動 ＜増やしたい行動＞	好ましくない，嫌いな行動 ＜減らしたい行動＞	破壊的で他人を傷つける可能性のある問題行動 ＜絶対許せない行動＞
ほめる　共感する 良い注目を与える すぐ，具体的に 時にごほうび トークンエコノミー*で強化	無視する 余計な注目をしない 冷静に，中立的に (拒絶ではない) 必ずほめると併用	すぐ止める リミット設定 警告→タイムアウト きっぱりと，一貫して 体罰はだめ 終了したら水に流す

＊トークンエコノミー法は，適切な反応に対してトークン(代用貨幣)という報酬を与え目的行動の生起頻度を高める行動療法の技法である．

その後の人生の大きな力になる．例えば，料理作りが好きな不注意優勢型 ADHD 女子なら，レシピをゆっくり写して，材料の買い出しに行き，人と話し，お金を使い，料理を作って喜んでもらう．マンガ好き男子ならば，マンガを一緒に読んで，保護者が知らないことを教えてもらったり，感想を言いあう．文章を作る練習になる．

3．ペアレントトレーニング(PT)[13]

ADHD 児はその行動特性のため常に叱責され，軋轢を生じやすく，意欲低下，自己肯定感低下につながる状態に置かれて，二次障害を起こす．故に，保護者や担任の先生など関わる周囲の者すべてが，子への対応法である PT を学ぶ必要がある．

PT は，児の行動に焦点をあて，その特徴を理解し，行動を整理して，それぞれの行動に適した対応を学び，実際に練習して，使えるようにするトレーニングである．保護者・対処者のイライラが減り，子の自尊心・自己肯定感を育てる．当科でも保護者 5, 6 人のグループで全 8 回行う．保護者が指導者になるので，生活の場でできることも利点である．

子の行動を 3 つに分類し，保護者がどのように注目するかをトレーニングする．増やしたい行動には，相手をして褒める．減らしたい行動には相手をしない，無視する．絶対に許せない行動には，すぐに止めるが，叱りつけない，がキーワードである(表1)．

論理的には，応用行動分析の ABC 分析法(A(前の状況)→B(行動)→C(結果))における，「結果」と「強化子」の関係である．子がよい行動をした(「結果」)ときは，認める・褒める(「強化子」)．よい行動→褒められる「強化子」につながるのでその行動が強化される．逆に減らしたい行動(「結果」)は無視・スルーして(「強化子」にならない)，よい行動をするように仕向ける[13)14)]．強化されないので少なくなる．絶対許せない行動は止めて，叱らねばならなくても，CCQ(近くで Close，静かに Calm，穏やかに Quiet)で行う．

「叱らないと，しつけができない，ルールを教えられない」と言う人がよくいる．しかし，「お子さんはこれまでさんざん叱られ，叩かれても理解できなかったので受診したのですよね．それを続けても無駄ですよね」「続けていると，子はどんどんひねくれたり，うそをついたり，叩くのをマネして乱暴になったり，自己肯定感が低下してやる気をなくすなどの二次障害が生じます」と話す．しかし，このように保護者にダメ出しするのみで，対処法を提示しないと，こちらの言うことを聞いてくれなくなるので，PT が必要になる．PT 法で自分の子が動くのを保護者が実感するのはなかなか難しい．

4．ソーシャルスキルトレーニング(SST)

人とうまく関わるために必要なスキルをソーシャルスキルという．

ADHD のソーシャルスキルトレーニング(SST)は，全般的な社会的スキルの欠けている子を早期に発見し，適切な指導をして，日常生活での適応行動をできるようにすることである．

具体的には，SST 担当者は，子とコミュニケーションを形成してから，子自身に自分の行動を振

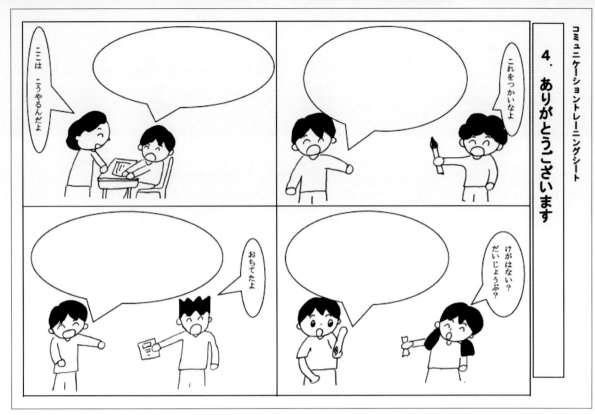

図 2. 通級指導教室におけるソーシャルスキルトレーニング
(子供たちの社会性を育むスキル教材プリント集(斎藤光男作,岩井素子絵)より)
子に空欄にセリフを入れてもらう.正解はない.

り返ってもらい,相手の状況や感情を読みとって,つきあいのルールやマナーを理解するように導く.さらに,成すべき行動を共に考え,ある局面での適切な行動のレパートリーを作る.自分の感情を適切にコントロールして,よい行動を実践,練習して,最終的に子の行動が実際に変化することになる[15].

人とのつきあいでうまくいかない子,マイペースで他人を気にしない,空気が読めない子など,いわゆる発達障害の範疇に入らない子でも対人関係で不都合が起こる場合はSSTの対象になる.現代の子どもはゲームばかりで,他人と密に関わる機会が少ないので,普通学級でもSSTをすべきと思う.当科でも心理士が担当するが,当市の小・中学校は通級指導教室で,知的障害のない対象児にSSTをしている(図2).

5. ADHD児の薬物治療
a) 薬物治療の開始

周囲が困るからではなく,困難を抱えた児の利益のために行う.あくまで薬物療法は脇役である.薬物療法の開始は,心理社会的支援などによって効果が得られない場合や,事態が明らかに深刻化し,親や学校などの対応の限界を超えつつある場合,薬物療法によるリスクとベネフィットを検討し,子どもの利益につながると判断した時点などが考えられる.機能の全体的評定尺度GAF値60以下で薬物治療を検討し,50以下では積極的に考えるという目安もある[12].

薬物療法と行動療法の併用が最も有効であるとされているが[16],ADHD児への薬物治療効果について,8年後の症状寛解に治療法が影響しなかったことなどで長期投与効果への懐疑もある[17].しかし,投薬中止後の長期経過については不明である[18].筆者は,子の自己肯定感の下がる前,二次障害を生じる前に治療を開始すべきと考える.

b) 薬でできること,できないこと

薬でできることは,例えば,落ち着かせる,集中時間を延長させる,衝動性を減らす,攻撃な

表 2. ADHD の治療薬剤

薬剤名	メチルフェニデート徐放錠 (コンサータ)	アトモキセチン (ストラテラ)
薬効	DA・NA 神経刺激剤 DA 再取り込み阻害剤	選択的 NA 再取り込み阻害剤
作用部位 (機能)	前頭前野(実行機能) 線条体・側坐核(報酬系)	前頭前野(実行機能)，大脳皮質，小脳(時間感覚統合)
服薬回数	1日1回　朝	1日2回　朝・夕
効果	即効性がある．DA 作用が強い 報酬系への効果がある 徐放錠で半日程度の効果持続 夜間は効果が続かない	十分な効果発現まで 3〜4 週間かかる 小脳系への効果がある 1日中効果がある 液剤がある
副作用	食欲不振，不眠，体重減少 時に過鎮静，夕方リバウンド	頭痛，傾眠，食欲減退，胃腸症状(嘔気，腹痛など)

DA：ドーパミン，NA：ノルアドレナリン

態度を緩和させる，抑うつ，不安感を減少させるなどである．

保護者に勘違いされやすいので，最初に強調すべきことがある．好ましい行動を理解し増やす，対人関係や学習のスキルを学び，実践する，弱点を理解して悪化した感情を改善する，成功体験を増やし，自信とやる気をもたせるなどの，一般に保護者が望むことは服薬だけではできない．保護者から子への褒めやサポートが継続的に必要となる．薬は例えば，子と"電線がつながるだけ"，ちょうど"眼鏡"と話す．薬という眼鏡をかけるとよく見える．しかし，見えてもすぐにきれいな字で文章を書けないし，テストの点は上がらない．子が努力することを薬が助けて，子が変化しはじめる．たとえ小さい変化であっても，それを見出し褒めてくれる保護者，他者がいて，初めて子が喜びを得，その行動を継続できて，自己肯定感が上がる．だから PT の褒めは基本なのである．筆者は子ども本人には最初は病名を告げない．子が苦手な例を示し，その困っていることを「お助けする」薬があるので飲まないかと言い，本人から服薬の同意を直接得る．自己肯定感が低くて「病気なんだからいいだろ」と開きなおる子もいる．自分の特徴はある程度理解しているが，治そうと思ってもできない子の困り感を汲んでほしい．

薬剤中止のゴールは，成功と褒められることの積み重ねで，自己肯定感が回復し，自身の苦手を理解して対処法を獲得し，種々の生活の場面でトラブルや困難がなくなる頃になる．完全中止の前に，学校がありイベントがない時期に一時中止を試す．夏休みなどでは楽な生活なので，中止可能か判定できない．

c）薬剤について

メチルフェニデート徐放剤（MPH）とアトモキセチン（ATM）の 2 剤が本邦で保険適応があるが，作用機序や作用部位に差があるため効果が若干違う（表2）．MPH はピリッと辛いカレーで，効果の切れ味がよく半日効き，ATM は甘辛カレーで，ゆっくり 1 日効くと比喩している．ひとり親の子が MPH だと，親が帰宅した夜には効果がわからないことがある．夜の受験勉強には MPH では効果が切れる．副作用や効果不足で，一方から他方へ変更することがあり，朝 MPH，夕 ATM 服薬で最適な子もいる．最近は液剤が出て低学年でも使いやすくなった．近年大脳基底核の DA 神経がメモリーと関係して眼球運動に複雑に作用するという報告がある[19)20)]．薬剤の眼球運動への作用を考えるのに興味深い．

また，気分変動が強い児に，バルプロ酸やカルバマゼピン，漢方薬(抑肝散など)を処方することがある．ほかに，情緒の安定・鎮静などのため，抗精神病薬を処方することがある[15)]．最近の抗精神病薬はハロペリドールなどの古い定型抗精神病薬と比して副作用が少ない．筆者は，被虐待児や，反抗挑戦性障害の子，学校や家庭で暴力行為の頻発する子などで非定型抗精神病薬のアリピプラ

ゾール，リスペリドンを処方することがあるが，あくまで種々の情報や対応を総合的にみて処方する．

自閉スペクトラム症の対応

ASD の特性の，コミュニケーションの取りにくさやこだわりをなくすことはできないので，経験的にその場に合う行動スキルを獲得することを目指す．他者のサポートのもと，長じて社会的な適応が可能となることを目標にした種々の療育が報告されている．

大事なのは，ASD 児の獲得していることには，健常者には思いもよらない"穴(抜け)"があり得ることである．穴がどこにあるかわからないので，成すべき行動を理解していると勝手に推察せず，丁寧に，優しく教えて，して見せて，してもらい，褒めていく上杉鷹山方式が常に必要である．長じて生じやすい ASD 児の不安や経験不足にもそれで対処できる．前述した応用行動分析[14]の方法も使える．HAC プログラムという家庭療育では[21]，保護者が家庭内でコミュニケーションを深める際に，子に家事行動をしてもらい，段階的にレベルを上げて定着させる方法をとる．どこの家庭でもできることが利点で，家事は将来の仕事にも役立つ．密な関わりを要求するので，幼児期に ASD か否か診断がつかない子に対しても保護者がすべきことの一つとして紹介している．紙面の関係でその他は記載しない．

ASD への薬物治療：原因が多様な ASD は特定の薬物はない．ドパミン少量療法が ASD 症状の一部(多動やコミュニケーション)に有効な報告[4)22)]，抗精神病薬(リスペリドン，アリピプラゾール)が情緒的安定に寄与する報告[23)24)]があり，筆者も処方することがある．最近はオキシトシンの有効性の報告[25]があるが評価は定まっていない．

おわりに

当科の外来で行っている対応や治療について記載した．結局は，子や保護者と，医療者とのコミュニケーションが最も大事であり，子の立場を一番尊重するべきであると思う．

文　献

1) Kanemura H, Sano F, Sugita K, et al : Effects of levetiracetam on seizure frequency and neuropsychological impairments in children with refractory epilepsy with secondary bilateral synchrony. Seizure, **22**：43-47, 2013.
2) 友田明美：子どものこころの発達を見守る―発達障害や愛着障害の脳科学研究―．日小会誌, **119**(11)：1620-1627, 2015.
3) 橋本俊顕：発達障害の脳画像所見．小児科臨床ピクシス 2　発達障害の理解と対応(五十嵐　隆総編)，中山書店，pp. 84-89, 2008.
4) 瀬川昌也：自閉症の神経学的モデル．脳と発達, **21**(2)：170-80, 1989.
5) 神山　潤：夜は眠れず昼間は眠い：失同調．小児科臨床ピクシス 14　睡眠関連病態(五十嵐　隆総編)，中山書店，pp. 194-198, 2008.
6) 「子どもとメディア」の問題に対する提言．日本小児科医会ホームページ．http://jpa.umin.jp/
7) もぐらーず(ADHD test program)，のるぷろライトシステムズ．http://www.norupro.ne.jp/
8) 特異的発達障害の臨床診断と治療指針作成に関する研究チーム編：特異的発達障害　診断・治療のための実践ガイドライン，診断と治療社, 2010.
9) 熊崎博一：ADHD の治療戦略．こころの科学 DSM-5 対応　神経発達障害のすべて，pp. 67-73, 日本評論社, 2014.
10) 横山浩之：診察室でする治療・教育―軽度発達障害に医師が使うスキル．明治図書出版, 2008.
    Summary　小学生の発達障害児の学習において外来でできる対応を示しており，実際に診療される医師は一読すべきである．
11) 木村　順：保育者が知っておきたい　発達が気になる子の感覚統合(Gakken 保育 Books)．学研教育出版, 2014.
12) 齊藤万比古，渡部京太　編：改訂版　注意欠陥/多動性障害―AD/HD―の診断・治療ガイドライン，じほう, 2006.
13) 横山浩之，明野みる：マンガでわかる　魔法のほめ方 PT：叱らずに子どもを変える最強メソッド，小学館, 2014.
    Summary　PT で褒めることの多様さ，大事さをマンガで示している．若いヤンチャなお母さんに

「私でもよくわかったよ」と真顔で言われ，すぐに行動が変わったことがあった．

14) 井上雅彦，平澤紀子，小笠原恵 編著：8つの視点でうまくいく！ 発達障害のある子のABAケーススタディ，中央法規，2013.
   Summary 発達障害の児への対応がたくさん記載されていて，実臨床に使える．

15) 横山浩之：AD/HD, LD, 高機能自閉症：新版 軽度発達障害の臨床，診断と治療社，2011.
   Summary 実際の診療で困ったときに，打開する考え方の基本となり得る書籍である．

16) Arnold LE, Abikoff HB, Cantwell DP, et al：National Institute of Mental Health Collaborative Multimodal Treatment Study of Children with ADHD (the MTA). Design challenges and choices. Arch Gen Psychiatry, **54**(9)：865-870, 1997.

17) Molina BS, Hinshaw SP, Swanson JM, et al：The MTA at 8 years：prospective follow-up of children treated for combined-type ADHD in a multisite study. J Am Acad Child Adolesc Psychiatry, **48**(5)：484-500, 2009.

18) Arnold LE, Hodgkins P, Caci H, et al：Effect of treatment modality on long-term outcomes in attention-deficit/hyperactivity disorder：a systematic review. PLoS One, 25；10(2)：e0116407. doi：10.1371/journal. pone. 0116407. eCollection2015.

19) Nakamura K, Hikosaka O：Role of dopamine in the primate caudate nucleus in reward modulation of saccades. J Neurosci, **26**(20)：5360-5369, 2006.

20) Kim HF, Ghazizadeh A, Hikosaka O：Separate groups of dopamine neurons innervate caudate head and tail encoding flexible and stable value memories. Front Neuroanat. 2014 Oct 30；8：120. doi：10.3389/fnana.2014.00120.

21) 海野 健：HACプログラム．小児科臨床ピクシス2 発達障害の理解と対応（五十嵐 隆編），中山書店，pp. 122-126，2008.

22) 新井幸佳，星野恭子：少量L-ドパ療法とsocial skill trainingによりコミュニケーション能力が著明改善した自閉性障害の1女児例．脳と発達，**47**(1)：55-56，2015.

23) Jesner OS, Aref-Adib M, Coren E：Risperidone for autism spectrum disorder. Cochrane Database Syst Rev, 2007 Jan 24；(1)：CD005040.

24) Ching H, Pringsheim T：Aripiprazole for autism spectrum disorders (ASD). Cochrane Database Syst Rev, 2012 May 16；5：CD009043. doi：10.1002/14651858.CD009043.pub2.

25) Yatawara CJ, Einfeld SL, Hickie IB, et al：The effect of oxytocin nasal spray on social interaction deficits observed in young children with autism：a randomized clinical crossover trial. Mol Psychiatry, 1-7, 2015. doi：10.1038/mp.2015.162

特集／発達障害者(児)の眼科診療

発達障害児の学習支援

簗田明教*

Key Words : 発達障害 (developmental disorder), 視覚認知 (visual perception), vision therapy, 読み書き (reading and writing skills), 内外視覚支援 (internal and external visual developmental support)

Abstract : 学習障害(以下,LD)の主症状として読む・書くといった基礎学力の困難が挙げられる.もちろん,この読み・書きには「見る力」が必要になるが,視力に問題がないにもかかわらず読み書きの苦手さを持つ児童が多く存在する.また注意欠陥多動性障害(以下,ADHD)児などの発達障害児の中には眼球運動の苦手な児童が多くみられ,注意の保持や注意の切り替えの弱さに眼球運動の苦手さが少なからず関与している.さらに視力,視機能に問題がないにもかかわらず視覚認知に課題を持つ児童は多く,実際の学習場面でもさまざまな問題に直面している.アセスメントを通し,児童の「見る力」を評価し,必要に応じた療育指導の早期介入は大変重要である.

はじめに

2011年の文部科学省の調査では,LDをはじめ,学習につまずきを感じる児童の割合は全体の6.2%と言われている.当センターにも視力の問題がないにもかかわらず,読み書きの苦手さを訴えて受診するケースは後を絶たない.その多くは形の情報をうまく捉えられない場合や,空間関係の苦手さなどを持つ児童が多くみられる.児童らは学習のための1つの土台「視覚認知」に問題がある場合があり,個別の療育で改善が期待できる.当センター受診の約7割が発達障害の診断がすでに小児神経科などから告げられているが,その中にはボール運動の苦手さを訴える児童も少なくない.もちろん協調運動の苦手さが大きな要因である場合は多いが,中には眼球運動の制限がないにもかかわらず,ボールを追視できていない注意持続の弱さを持つ例や,ボールを取るときはボール,投げるときは目的物を注視しながらボールを投げるといった注意の移行に問題を持つ場合が多くみられる.

発達障害と見る力

表1は当センター受診者の発達障害別主訴である.障害別特徴はあるが,どれも学習への影響が懸念される主訴が多い.粗大運動や協調運動を含む主訴に関しては,ボディイメージやボディコントロール,操作力などが関与するため,スクリーニング検査は多岐にわたる.

読み書きと発達障害

英語圏でのdyslexiaの研究の歴史は古く,その原因のほとんどがデコーディング(形を音に変換するプロセス)の障害が大きく関与し,音韻処理過程の問題であるとされている.実際に,海外の多くの団体はdyslexiaの問題にvision therapyの有効性は認められないと報告している[1].読字の障害はその使用文字により異なると言われている

---

* Akinori YANADA,〒279-0012 浦安市入船4-1-24 育視舎視覚発達支援センター,センター長

表 1. 視覚発達支援センター 受診者の発達障害別主訴

	LD	ADHD	PDD
1位	文字を覚えられない	探し物が見つけられない	探し物が見つけられない
2位	探し物が見つけられない	落ち着きがない	落ち着きがない
3位	文章などの内容把握が困難	集中力がない	ボール遊びが苦手
4位	本を読むのに時間がかかる	文字を覚えられない	手先の作業が苦手
5位	集中力がない	手先の作業が苦手	集中力がない

が,日本語においても同じく,読み書きの苦手な児童の多くに促音拗音などの文字の使用に苦手さを感じたり,単語をまとまりで捉えることが苦手な児童が多くみられる.しかし,日本語は音を表すひらがな,カタカナに併せ,意味と音を表す漢字を習得する必要があり,アルファベットに比べ視覚認知の問題点が挙げられる.実際当センターを受診する児童の中にはデコーディングや単語認識,音韻処理過程に大きな問題がないにもかかわらず,黒板をノートに書き写す作業を苦手とする児童や,音読の際にどこを読んでいるかわからなくなったり,何度も行を飛ばしてしまう児童が多く存在し,読み書きの弱さに眼球運動が関与するケースが多くみられる.奥村らは読みの障害のある児童では,衝動性眼球運動が不良のものが多く,眼球運動の不正確さが読みの原因の 1 つである可能性を報告した[2]).

筆者は衝動性眼球運動と一般的に使用されてきた知能検査の知覚統合課題(PRI)とに関連があることを報告している[3]).

ADHD と眼球運動

注意の持続や注意の切り替えには,眼球運動が必要である.たくさんの情報を素早く効率よく捉えるためには衝動性眼球運動(saccade)が必要であり,ボールなどの目標物が動いている場合は,それを正確に見続ける追従性眼球運動(pursuit)が必要である.さらに読書時は輻湊力が必要である.ADHD 児に輻湊不全をもつケースが多数報告されている.さらに小林らの研究チームはADHD の子どもが,集中して 1 点を凝視することが苦手である理由として,随意性に注視活動を保持する経路に何らかの異常が生じていることを示唆している[4]).

アセスメント

アメリカをはじめ海外ではたくさんの小児用視覚認知発達検査がすでに開発されている.日本でも処理速度や書き間違いのエラー数などから板書の苦手さを判断する検査が開発されている[5]).読み書きの問題が眼球運動の問題か,視覚認知の問題か,またはデコーディングの問題かを判断することができる.

前述したように,読み書きにはさまざまな要因が関係するため,知能検査の結果や聴覚認知発達検査の結果も勘案し,児童の苦手さの原因を考察する.以下は当センターで実施する代表的な心理検査の一部である.

①NSUCO(眼球運動発達検査)
②視知覚技能検査(DTVP-3,MVPT4,TVPS 3rd など)
③DEM(developmental eye movement:読書時の眼球運動発達検査)
④NCT far and near(遠見近見)

紙面の都合上,検査内容については割愛させてもらう.

視覚認知の問題と学習のつまずき

形の大きさ,傾き,長さ,位置関係を把握することを視知覚といい,この部分に問題があると,その形とこれまでの記憶や経験上培ってきたものとをマッチングさせて形態を判断する能力である視覚認知にも問題が生じる.実際視覚認知に問題があると学習上ではどのような問題がみられるだろうか.

視覚認知の基礎である「識別」能力に問題があると,鏡文字を書く,漢字の"へん"と"つくり"の位置の混乱,算数の筆算で数字の桁の間違いな

どにつながる．視覚的な「選択的注意力(図と地)」に問題があると，教科書の中で先生が指摘する部分を探して読んだり，探し物をしたりすることに苦手さを感じる．風景画や工作には視覚的なイメージ力が影響し，完成図をイメージするためには「視覚閉合力(visual closure)」が求められる．さらに，先生が黒板に書いた文字が判別しにくい，方向や形によっては同じ形と判断できないメンタルローテーションの苦手さは「形の恒常性」の把握に問題がみられる．

漢字を覚える，教科書に書いてある図形をノートに書き写す際，図形を正確に記憶することが求められる．また，英語のスペルを覚えるなど，順序配置を記憶する際では，視覚的な記憶力が必要不可欠である．

運筆課題にも視覚認知力は大きく影響する．例えば，枠の中にバランスのよい文字を書くことや，手先を上手にコントロールして課題を行う(はさみを使う，折り紙を折るなど)，習字，美術における写生，黒板の文字や図形をノートに写す際には目標物の視覚情報を認知する能力と手先の動きを視覚的にコントロールする能力が必要である．さらにバランスよく文字や漢字を書くこと，空間的に正しい位置に線を引くことが求められるグラフ作成には，全体像に伴い「空間関係」の把握が必要である．時間内に連絡帳に必要事項を書き写したり，マスからはみ出さないように素早く視写することには「視覚運動処理速度」が大きくかかわる．さらに類型課題の対応に困難さを感じる児童には「視覚的ワーキングメモリー」の問題が考えられる．

読み書き，特に書きには知覚の群化の法則が大きく関与している．知覚の群化とは，必要な法則に則って文字の線や点，空間的な配置を確認，整理し意味のある形として把握するプロセスである．なかでも近接の法則，閉合の法則やよい連続の法則は読み書きに大きく関与している．例えば近接や閉合の法則が確立されていないと漢字の"へん"と"つくり"とが離れすぎたり，他の文字の一部になる場合がある．よい連続の法則が理解できていないと形を小さなパーツと理解し，全体的な構成が捉えられない．これを断片的分節化という．

複雑な図形認知はの把握は弱視児も正眼児も全体像の把握へとつながるといわれているが，弱視児ではその発達に1～2学年の遅れがあり，断片的な分節化が起こりやすい[6]．視力に問題のない発達障害児もまた，同じように1～2学年の遅れがみられ，時に断片的な分節化は就学以降もみられることがある(図1)．

内的視覚支援─形の構成理解─

児童のスキル向上を目的とした療育的取り組みを内的視覚支援という．視覚認知療育やビジョントレーニング，眼球運動トレーニングもこれに属す．眼球運動については，紙面の関係上，他稿を参照いただきたい．

Wachsらは形態認知療育について，発達段階に合わせた取り組み法を開発している．未就学児童の場合，見る力の弱さは，積み木やレゴ遊びなどにみられる．形態識別は①同じ形の弁別，②形の大きさの同異，③向きの同異認識，の順で発達する．幼児期に取り入れる型はめ課題，パズル，積木構成，運筆の発達もこの順番を介した課題を基準とする．

当センターでは基礎療育課題として，Parquetry Blocksとワークブックを用いて練習する(図2)．

Parquetry Blocksとは，赤，青，黄，紫，橙，緑色の四角形，三角形，菱形の合計32個のブロックで構成されたブロックパネルである．本課題にはこのほか10数枚のパターンシートが同封されている．

課題の取り入れ，難易度は以下の通りである．

①Tactileは，一つひとつの形を手で触り，形を触刺激だけで判断していく課題である．練習の取り入れの前に，同じ形のブロックを左右の手に持ってもらい，その形を感覚的に覚えることから始めていく．その後，視覚的情報を遮断するため，中身が見えない箱や袋(マジックボックス)の中に

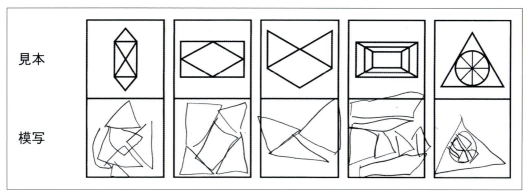

図 1. 書字の苦手さを持つ広汎性発達障害児(小学3年生)の DTVP-2 模写データ

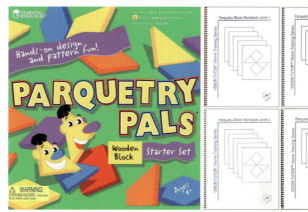

図 2.
a：ⒸLearning Resources Inc.
b：Workbook ⒸBernell co

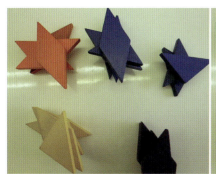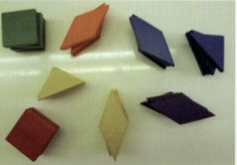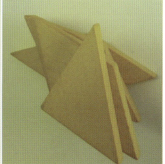

図 3.　　　　　　　　　　　　　　　　　　a｜b｜c

複数のブロックを入れておき，児童に直接触ってもらい，その形を口頭で答えてもらう．さらに，「三角1枚,四角2枚,菱形を1枚とってください」など，セラピストが題を決めて，決められたものを手探りで順に探し出してもらったりする．

　書字がなぞり書きの練習から始まるように，②Match は見本の上に同じ形，同じ色のブロックを載せ，形の特徴を学習する課題である．練習の取り入れの前に，同じ色と形の弁別を実施する(図3-a)．併せて可能であれば，同じ向きにおくことができるかを確認する(図3-b)．図3-c のように菱形と三角の混同がみられるケースや手先の微細運動の苦手さから合わせることができないケースが多くみられる．

　その後，実際に複数で構成された積木の上に同じ積木を載せていく(図4-a)．最終的にパターン

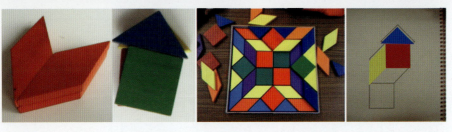

図 4.

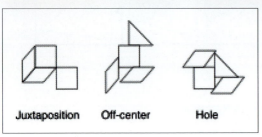

図 5.

シートを使ったり，ワークブックの課題を実施していく（図 4-b, c）．課題がその構成をわかりやすいように 1 つずつに区切られているものから，区切り線がないものへと段階的に対応していく．

③Copy はお手本を見て，その形を自分で作り上げる課題である．自分に対してその形が水平垂直であることの認識は複雑図形課題を理解するうえで大きな手がかりになる．そのため，課題実施に先立ち，水平，垂直の理解を促す．例えば，四角形をまっすぐに机に置く場合，机や下敷きの縦横の辺に四角の縦横の辺を合わせることで，気づきを促す．また，複数から構成される課題であるため，形と形がどのように接しているか，どのように構成されているかを理解させる．図 5 は Wachs の Visual-Spatial Thinking の基礎課題である．図の場合は，真ん中の四角がベースラインになり，子どもたちはこれに周りの形をつなげ，構成を理解していく[7]．

④Recall は一定時間見本の形を見てその構成を記憶し，その後記憶をもとに形を構成していく課題である．単色図形から複数の色，ブロックの数を多くすることなどで難易度を上げていく．別の部屋に手本を置いて，「三度まで見に行っていいよ」などとすると，多少遊びの要素を入れることができるだろう．

⑤Transposition で大切なのは，形の軸の捉え方である．形の「形の恒常性」を理解するうえで必

要なメンタルローテーション，療育課題である「四方からの観察」課題の基礎でもあり，同形模倣に続き，ぜひ取り入れていきたい課題である．裏返し，45°，90°，180°，スライドなどが代表的な課題となる（図 6-a）．さらに単一ブロックを複数のブロックにすることで難易度は高くなる．また，さらにそこに移動と回転を取り入れることでより複雑な課題となる（図 6-b）．

内的視覚支援―空間関係―

就学直前の見る力の弱さは，文字読みや書字にみられることが多い．就学前検診が終わる 11 月頃に就学前児童の書字の苦手さを相談される保護者の数はたいへん多い．もちろん姿勢保持や手先の巧緻性，筆圧などさまざまな要因が考えられるが，それについては，「書字指導アラカルト」（笹田哲著）などをご覧いただきたい．

空間関係とは上下左右，軸でつながった物体間の関係である．書字の基礎である，学習課題は点図形課題が有名だが，重なりの理解が乏しい場合は，ここでも断片的分節化がみられることが多い（図 7）．また，斜線の苦手さ，空間把握に苦手さがある場合は，単線図形にも混乱がみられる．その場合はマス目のシール貼り，市販課題ではペグボードなどが効果的である．マス目は 3×3 課題から始め，6×6 まで指導する．家庭での練習としてピルケースを使った練習などを提案する（図 8）．その後，点の理解から線の理解，さらに重なりと群化の理解へ移行するため，療育教材 Geo Board を導入する．Geo Board とは，1 枚のプラスチック板に 5×5 のグリッドが付いており，任意の場所に輪ゴムを引っ掛けて形を構成する課題である．よい連続の法則が理解できず，断片的分節化がある例などには大変有効な課題である．

色違いの輪ゴムで作成した重なり線（図 9-a）か

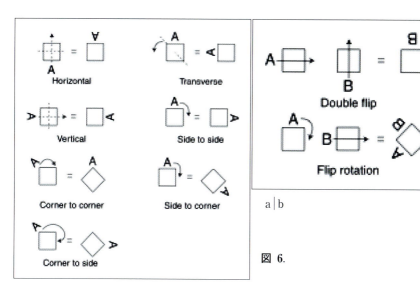

図 6.

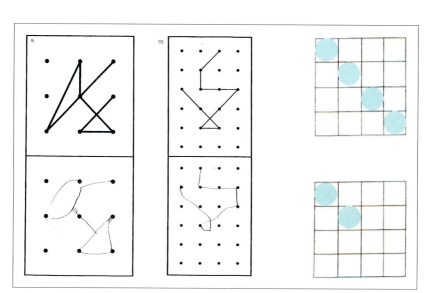

図 7.

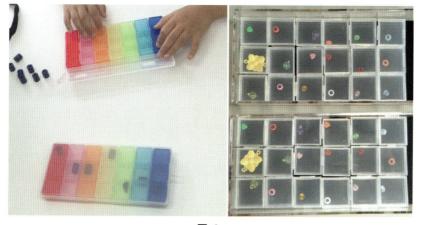

図 8.

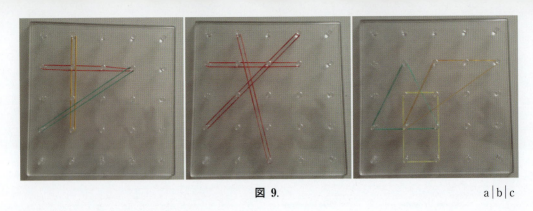

図 9.　a│b│c

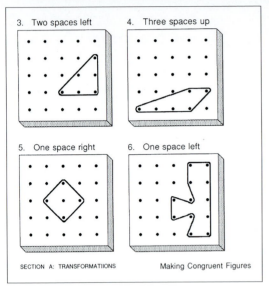

図 10.

ら始まり，同色での重なる単線課題(図9-b)さらに色違いのゴムを用いた重なり図形(図9-c)と移行していく．

　さらに難易度を上げた空間関係課題は上下左右回転など，空間上の移動をとる．Parquetry Blocks 同様に Vision Tutor Home Therapy series/Geo BoardWorkbook(図10)を使用していく．

　Parquetry Blocks や Geo Board での練習は実際に鉛筆を使った書く練習ではないが，図形の構成理解には大変効果的な結果をもたらす．図11と図12は図1で紹介した児童がその後隔週で療育に通った半年後の再評価との比較である．模写はやや分節化がみられるが，両課題ともに形の構成の把握に向上がみられた．

　このように書字の苦手さには手先の巧緻性，運筆以外にも視覚認知などの見る力が大きく関与している．アセスメントを通し，児童の苦手さの要因を確かめ，療育の介入は大変重要である．

外的視覚支援

　生活や学習のつまずきの要因を探り，児童の生活および学習環境を整えることを外的視覚支援という．インクルーシブ教育の普及からか，学級での発達障害児の対応を説く本が多く発行されている．就学後になると，見る力の弱い子はさまざまな場面で困難さを抱く．中でも発達障害児に多くみられるのは，定規や三角定規を使いこなせない，定規が読めない，筆算で桁を間違える，どこを読んでいるのか，どこに書いていいのかわからなくなるなどの意見が多い．視力に問題がないにもかかわらず教科書の字体が小さくて読めない場合には，拡大教科書やルーペの活用で読みやすくなる児童がたくさんいる．竹の定規では読めない場合にはプラスチックの定規を使えばよいし，定規が滑って上手に線が引けないときは，滑り止めのついた定規を使用すればいい(図13)．垂直線を引く際に三角定規のどことどことを合わせてよいかわからない児童には合わせる場所を同色に塗ってあげるだけでも効果的であろう(図14)．筆算にはマス目や注意書きがついている筆算シートを使うことで，ケアレスミスは少なくなる(図15)．

　柳下は著書「教室の中の気になるあの子から発想した教材・教具」に具体的な支援方法を記している[8]．

おわりに

　眼球運動をはじめ，視覚認知や協調運動など，

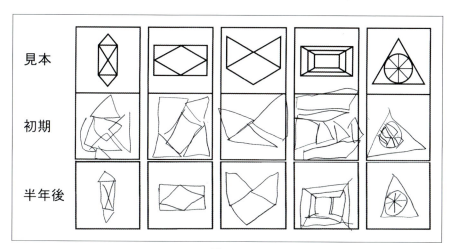

図 11.

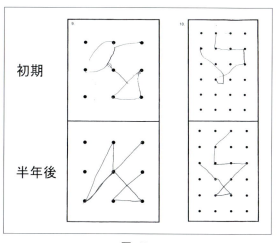

図 12.

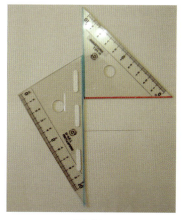

図 13.

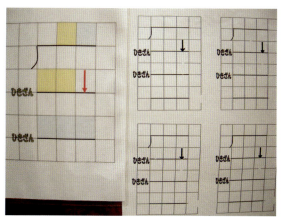

図 14.　　　　　　　　　図 15.

学習のつまずきにはたくさんの要素が関与している．近年，学校の先生方も視覚認知やビジョントレーニングに関心をもち，取り組まれている通級指導教室なども増加してきている．さらに視覚認知発達検査を実施する眼科や小児科など，医療機関は近年増えてきている．しかし，検査から療育

的支援,学校での対処まで総括的にみる機関はいまだ少ない.発達障害児はその特徴から,つまずきの要因が視覚認知のものなのか,発達の特性なのかを判断するのは容易ではなく,セラピストの育成が急務であると考える.

文 献

1) Handler SM, Frierson WM, et al : Learning Disabilities, Dyslexia, and Vision. Pediatrics, **127**(3) : e818-e856, 2011.
2) 奥村智人,若宮英司,鈴木周平ほか : Reading disorder 児における衝動性眼球運動の検討. 脳と発達, **38** : 347-352, 2006.
3) 簗田明教,川端秀仁,長嶋祐二 : 読み書きに苦手さをもつ児童の視機能および知能検査について. 福祉情報工学研究会(WIT), 2009.
4) Matsuo Y, Watanabe M, Taniike M, et al : Gap Effect Abnormalities during a Visually Guided Pro-Saccade Task in Children with Attention Deficit Hyperactivity Disorder. PLoS One, 27, 2015. http://dx.doi.org/10.1371/journal.pone.0125573
5) 奥村智人,中西 誠,三浦朋子ほか : 定型発達児における近見・遠見数字視写検査の発達的変化. LD 研究, **19**(1) : 58-68, 2010.
6) 小柳恭治,山梨正雄,千田耕基ほか : 視覚障害児のパターン認識の発達とその指導(1). 国立特殊教育総合研究所研究紀要, 1983.
7) Wachs H : ICDL Clinical Practice Guide line. July : 517-536, 2003.
8) 柳下記子 : 教室の中の気になるあの子から発想した教材・教具 特別支援教育 ONE テーマブック, 学事出版, 2015.

第17回日本ロービジョン学会学術総会

会　　　期：平成28年8月26日(金)13：30～28日(日)10：10
会　　　場：朱鷺メッセ　新潟コンベンションセンター
　　　　　　〒950-0078　新潟市中央区万代島6-1　　TEL：025-246-8400(代)
テ　ー　マ：「目指せ！QOVLサポーター～Best Quality of Visual Life～」
名誉会長：福地　健郎(新潟大学)
会　　　長：石井　雅子(新潟医療福祉大学　視機能科学科)
事務局長：阿部　春樹(新潟医療福祉大学　視機能科学科)
プログラム：

特別講演　　「視覚障害とロービジョンケアの近未来」
　　　　　　　　　　　　高野　　繁(日本眼科医会　会長)
　　　　　　座長　加藤　　聡(日本ロービジョン学会　理事長)
教育講演Ⅰ　「ロービジョン関係者が学ぶべき障害者差別解消法の意義」
　　　　　　　　　　　　竹下　義樹(日本盲人会連合　会長)
　　　　　　座長　仲泊　　聡(理化学研究所　研究員)
教育講演Ⅱ　「見えないものが見える─シャルル・ボネ症候群を含めて─」
　　　　　　　　　　　　若倉　雅登(井上眼科医院　名誉院長)
　　　　　　座長　山縣　祥隆(山縣眼科医院　院長)
シンポジウム　「発達障害の子供の見え方を理解する」
　　オーガナイザー　松久　充子(さくら眼科　院長)
　　　　　　　　　田淵　昭雄(川崎医療福祉大学　名誉教授)

　　シンポジスト
　「発達障害の子どもにみられる視機能異常と鑑別するべき疾患」
　　　　　　　　　川端　秀仁(かわばた眼科　院長)
　「眼科を受診する発達障害の子どもの主訴と検査と診断」
　　　　　　　　　松久　充子(さくら眼科　院長)
　「発達障害の子どもの眼科検査の実際(発達を含む)」
　　　　　　　　　岩崎　佳奈枝(さくら眼科　視能訓練士)
　「発達障害児の合理的配慮と受験・進学・就労」
　　　　　　　　　中野　泰志(慶應義塾大学経済学部　教授)
　「発達障害の子どもの教育等支援の実際」
　　　　　　　　　氏間　和仁(広島大学大学院教育学研究科　准教授)

ワークショップ1　「必見！視覚補助具の使い方」
　　オーガナイザー　山田　敏夫(大島眼科病院　視能訓練士)
　　　　　　　　　　永井　春彦(勤医協札幌病院眼科　副科長)
　　　　演者　山口　俊光(新潟市障がい者ITサポートセンター／新潟大学大学院　特任助教)
　　　　　　　阿曽沼早苗(大阪大学眼科　視能訓練士)

ワークショップ2　「ロービジョン外来を作ろう！」
　　オーガナイザー　清水　朋美(国立障害者リハビリテーションセンター病院　第二診療部　眼科医長)
　　　　　　　　　　張替　涼子(新潟医療福祉大学　特任教授)
　「『視覚障害者用補装具適合判定医師研修会』を知ろう！」
　　　　清水　朋美(国立障害者リハビリテーションセンター病院　第二診療部　眼科医長)

ピン・ボード

　　「そうだ　ロービジョン外来，やってみよう！」
　　　　澤崎　浩美(いけがみ眼科整形外科 副院長)
　　「ロービジョン外来，始めました」
　　　　吉田　宗徳(名古屋市立大学眼科 病院教授)
学術奨励賞受賞講演
　　「False reaching movements in localization test and effect of auditory feedback in simulated ultra-low vision subjects and patients with retinitis pigmentosa」
　　　　演者　遠藤　高生(大阪大学眼科 医員)
　　「日本の身体障害者認定基準の問題点」
　　　　演者　南　稔浩(大阪医科大学附属病院 眼科)
　　　　座長　加藤　聡(日本ロービジョン学会 理事長)
視能訓練士・看護師を目指す学生向けロービジョンケアセミナー
　　　　座長　石井　雅子(新潟医療福祉大学 教授)
　　　　　　　高橋　広(北九州市立総合療育センター 眼科部長)
　　　　演者　林　京子(かがわ総合リハビリテーションセンター診療部 係長)
　　　　　　　大音　清香(井上眼科病院 名誉看護部長)
ランチョンセミナー(日本アルコン株式会社)
　　「小児期に発症する難治性眼疾患の発見とフォローアップ」
　　　　演者　根岸　貴志(順天堂大学眼科 准教授)
　　「ロービジョンケアにおける盲学校との連携」
　　　　演者　池田　史子(日高病院 眼科部長)
　　　　座長　福地　健郎(新潟大学眼科 教授)
モーニングセミナー(ノバルティス ファーマ株式会社)
　　「網膜静脈閉塞症と視機能」
　　　　演者　岡本　史樹(筑波大学眼科 講師)
　　「(演題未定)」
　　　　演者　平形　明人(杏林大学眼科 教授)
他：一般演題発表(口演・ポスター)・「触れて楽しむ美術館」・機器展示・書籍展示など

学術総会関連企画
　　市民公開講座　「守る！あなたの眼」　8月28日(日)14：00〜15：40
　　　講演1「緑内障から生涯のQOLを守る」
　　　　　　福地　健郎(新潟大学眼科 教授)
　　　　座長　中山　徹(新潟県眼科医会 会長)
　　　講演2「網膜を守る，見えるを守る〜神経保護から再生医療，その先へ〜」
　　　　　　山本　修一(千葉大学眼科 教授)
　　　　座長　安藤　伸朗(済生会新潟第二病院 眼科部長)

　　第5回　日本ロービジョン学会研修会　8月28日(日)10：30〜14：00
　　　研修1　10：30〜12：00「視覚障害教育の概要と最近の話題」
　　　研修2　12：30〜14：00「身障診断書の総復習」

　　第8回　医療が関わる視覚障害者就労支援セミナー　8月28日(日)10：15〜14：00
　　　　テーマ：自立訓練(機能訓練)と職業訓練の有機的な連携による職場復帰支援

ピン・ボード

演題募集：終了いたしました。

会　　費：事前登録は 6 月 30 日をもって締め切らせていただきました。
　　　　　学術総会会場受付にてご登録ください。

	当日登録
会　員	8,000 円
非会員	10,000 円
学　生	2,000 円

学術総会ホームページ：http://admedic.jp/17jslrr/
運営事務局：株式会社アド・メディック
　　　　　　〒 950-0078 新潟市中央区万代島 5-1　万代島ビル 13 F
　　　　　　TEL：025-245-4087　　FAX：025-247-8101　　E-mail：jslrr17@admedic.jp

FAX 専用注文書 眼科1605

年　月　日

○印	雑誌・書籍名	定価(税込)	冊数
	MB OCULISTA 年間定期購読お申し込み（送料弊社負担） 2016年1月号～12月号（計12冊）	38,880 円	
	2016年__月号～12月号（定期購読を開始する号数をご記入ください）		
	MB OCULISTA バックナンバー（お求めの号数と冊数をご記入ください） No.		
	形成外科月刊誌 PEPARS(ペパーズ) 年間定期購読お申し込み（送料弊社負担） 2016年1月号～12月号（計12冊）	41,040 円	
	2016年__月号～12月号（定期購読を開始する号数をご記入ください）		
	PEPARS バックナンバー（お求めの号数と冊数をご記入ください） No.		
	みみ・はな・のど感染症への上手な抗菌薬の使い方 新刊	5,616 円	
	創傷治癒コンセンサスドキュメント―手術手技から周術期管理まで― 新刊	4,320 円	
	医療・看護・介護で役立つ嚥下治療エッセンスノート	3,564 円	
	スキルアップ！ニキビ治療実践マニュアル	5,616 円	
	快適な眠りのための睡眠習慣セルフチェックノート	1,944 円	
	超アトラス眼瞼手術―眼科・形成外科の考えるポイント―	10,584 円	
	実践アトラス 美容外科注入治療	8,100 円	
	イチから知りたいアレルギー診療	5,400 円	
	医療・看護・介護のための睡眠検定ハンドブック	3,240 円	
	イチからはじめる 美容医療機器の理論と実践	6,480 円	
	"知りたい"めまい"知っておきたい"めまい薬物治療	4,860 円	
	実地医家のための甲状腺疾患診療の手引き	7,020 円	
	アトラス きずのきれいな治し方 改訂第二版	5,400 円	

お名前　フリガナ　　　　　　　　　印　　診療科

ご送付先　〒　－　　□自宅　□お勤め先

電話番号　　　　　　　　　　　□自宅　□お勤め先

バックナンバー・書籍合計 5,000円以上のご注文は代金引換発送になります

―お問い合わせ先―
㈱全日本病院出版会営業部
電話 03(5689)5989　　FAX 03(5689)8030

Monthly Book OCULISTA

バックナンバー一覧

2016.7. 現在

2013年
- No. 1 眼科CT・MRI診断実践マニュアル
  編集企画／後藤　浩
- No. 2 こう活かそう！OCT
  編集企画／飯田知弘
- No. 3 光凝固療法実践マニュアル
  編集企画／小椋祐一郎
- No. 4 再考！近視メカニズム
  ―実臨床のために―
  編集企画／不二門　尚
- No. 5 ぶどう膜炎外来診療
  編集企画／竹内　大
- No. 6 網膜静脈閉塞症の診療マニュアル
  編集企画／佐藤幸裕
- No. 7 角結膜感染症の外来診療
  編集企画／近間泰一郎
- No. 8 糖尿病網膜症の診療
  編集企画／北野滋彦
- No. 9 緑内障性視神経症の診断
  編集企画／富田剛司

2014年
- No. 10 黄斑円孔・上膜の病態と治療
  編集企画／門之園一明
- No. 11 視野検査update
  編集企画／松本長太
- No. 12 眼形成のコツ
  編集企画／矢部比呂夫
- No. 13 視神経症のよりよい診療
  編集企画／三村　治
- No. 14 最新 コンタクトレンズ処方の実際と注意点
  編集企画／前田直之
- No. 15 これから始める ロービジョン外来ポイントアドバイス
  編集企画／佐渡一成・仲泊　聡
- No. 16 結膜・前眼部小手術 徹底ガイド
  編集企画／志和利彦・小早川信一郎
- No. 17 高齢者の緑内障診療のポイント
  編集企画／山本哲也
- No. 18 Up to date 加齢黄斑変性
  編集企画／髙橋寛二
- No. 19 眼科外来標準検査 実践マニュアル
  編集企画／白木邦彦
- No. 20 網膜電図（ERG）を使いこなす
  編集企画／山本修一
- No. 21 屈折矯正 newest
  ―保存療法と手術の比較―
  編集企画／根岸一乃

2015年
- No. 22 眼症状から探る症候群
  編集企画／村田敏規
- No. 23 ポイント解説 眼鏡処方の実際
  編集企画／長谷部　聡
- No. 24 眼科アレルギー診療
  編集企画／福島敦樹
- No. 25 斜視診療のコツ
  編集企画／佐藤美保
- No. 26 角膜移植術の最先端と適応
  編集企画／妹尾　正
- No. 27 流出路再建術の適応と比較
  編集企画／福地健郎
- No. 28 小児眼科診療のコツと注意点
  編集企画／東　範行
- No. 29 乱視の診療 update
  編集企画／林　研
- No. 30 眼科医のための心身医学
  編集企画／若倉雅登
- No. 31 ドライアイの多角的アプローチ
  編集企画／高橋　浩
- No. 32 眼循環と眼病変
  編集企画／池田恒彦
- No. 33 眼内レンズのポイントと合併症対策
  編集企画／清水公也

2016年
- No. 34 眼底自発蛍光フル活用
  編集企画／安川　力
- No. 35 涙道診療ABC
  編集企画／宮崎千歌
- No. 36 病的近視の治療 最前線
  編集企画／大野京子
- No. 37 見逃してはいけない ぶどう膜炎の診療ガイド
  編集企画／竹内　大
- No. 38 術後感染症対策マニュアル
  編集企画／鈴木　崇
- No. 39 網膜剥離の診療プラクティス
  編集企画／北岡　隆

年間購読サービスのご案内

毎月，最新号を送料無料でお手元にお届けする，便利な年間購読サービスをご利用ください．

年間購読料：38,880円（税込）
年間12冊発行（1～12月号）

各号の詳細は弊社ホームページでご覧いただけます．
➡ http://www.zenniti.com/

全日本病院出版会　検索 click

次号予告(8月号)

網膜硝子体疾患の薬物療法
―どこまでできるか？―

編集企画／杏林大学教授　岡田アナベルあやめ

網膜静脈閉塞症に対する薬物療法…………	逢坂　理恵ほか
糖尿病黄斑浮腫に対する薬物療法…………	髙村　佳弘
その他の黄斑浮腫に対する薬物療法………	慶野　　博
脈絡膜新生血管(加齢黄斑変性)に対する 薬物療法…………………………………	森　隆三郎
各種脈絡膜新生血管に対する薬物療法……	加瀬　　諭ほか
中心性漿液性網脈絡膜症に対する 薬物治療………………………………	佐柳　香織
黄斑円孔や網膜硝子体牽引に対する 薬物療法………………………………	伊東　裕二
未熟児網膜症に対する薬物療法…………	野々部典枝
網膜色素変性症に対する薬物療法………	篠田　　啓

掲載広告一覧

アールイーメディカル　表2
KN インターナショナル　表4

編集主幹：村上　晶　順天堂大学教授
　　　　　高橋　浩　日本医科大学教授

No. 40 編集企画：
田淵昭雄　川崎医療福祉大学特任教授

Monthly Book OCULISTA No. 40
2016年7月15日発行（毎月15日発行）
定価は表紙に表示してあります．
Printed in Japan

発行者　末定広光
発行所　株式会社 全日本病院出版会
〒113-0033 東京都文京区本郷3丁目16番4号7階
電話 (03)5689-5989　Fax (03)5689-8030
郵便振替口座 00160-9-58753

© ZEN・NIHONBYOIN・SHUPPANKAI, 2016

印刷・製本　三報社印刷株式会社　電話 (03)3637-0005
広告取扱店　㈱メディカルブレーン　電話 (03)3814-5980

・本誌に掲載する著作物の複製権・翻訳権・上映権・譲渡権・公衆送信権（送信可能化権を含む）は株式会社全日本病院出版会が保有します．
・JCOPY ＜(社)出版者著作権管理機構 委託出版物＞
本誌の無断複写は著作権法上での例外を除き禁じられています．複写される場合は，そのつど事前に，(社)出版者著作権管理機構(電話 03-3513-6969, FAX 03-3513-6979, e-mail: info@jcopy.or.jp)の許諾を得てください．
・本誌をスキャン，デジタルデータ化することは複製に当たり，著作権法上の例外を除き違法です．代行業者等の第三者に依頼して同行為をすることも認められておりません．